N'ENTRAVEZ PLUS LES AIDANTS

Fréderic BARODY

N'ENTRAVEZ PLUS LES AIDANTS

Aux résistants de toutes époques !

N'ENTRAVEZ PLUS LES AIDANTS !

Forcer le destin de la vie, voilà un programme à plein temps, loin des mensonges sociétaux, pouvoir, vedettariat, show-biz, courtisaneries de palais.

Non point, bien qu'il soit louable de combattre pour la réussite, la performance sportive, artistique ou professionnelle mais évoquons les obscurs dont personnes ne retient le nom. Oui, d'humains inconnus qui, avec leurs abnégations, soignent embellissent et prolongent l'existence des dépendants malades et malchanceux du sort.

Certains n'ont rien ou si peu matériellement, leurs armes : l'énergie, la détermination, de la méthode beaucoup.

Un autre composant essentiel à leur panoplie : l'affectif. Impossible à mesurer par prélèvement biologique, à quantifier, chimère à prescrire ou à perfuser. Pourtant, des quantités à l'image du cosmos sont nécessaires, c'est à dire infinies. L'humain est le mammifère en réclamant les plus fortes doses. Dans l'anxiogène, il se place au sommet de la chaîne du vivant.

Ces gens ordinaires, bien souvent non formés pour, apprennent sur le tas, pris de court, dans l'urgence d'assister un proche ; ils s'investissent sans savoir combien de temps durera leurs implications.

Pourquoi y a-t-il une inconnue de la durée ? La réponse semble évidente. Les maladies dégénératives n'ont pas à ce jour de solutions réellement médicales et personne ne peut prédire les dates de décès des malades. Le pivot de ces pathologies étant l'âge. L'ensemble du corps ne vieillit pas à la même allure. A l'image d'un véhicule, les pièces lâchent les unes après les autres. Certaines choses sont réparables, d'autres point encore. La panne la plus connue, Alzheimer. Tout du moins dans la partie occidentale de la planète. Certains peuples, nombreux, ne la connaissent pas. Cela serait du, dit-on, à un régime alimentaire différent et protecteur. Les lecteurs pourront faire les recherches nécessaires. Je ne veux pas de problème avec les instances médicales. Gens de droit, notez bien la subjectivité.

Un autre ingrédient essentiel dans la posologie, est la gaieté. Celui-là aussi n'est pas commensurable, non achetable. Difficile de le décréter. Oui et non, si l'on arrive à s'arracher au consumérisme. L'environnement tend à nous démontrer que le plaisir se trouve dans l'obtention. En conséquence, si l'on ne peut finaliser l'acquisition, pointe, au fil du temps, la frustration. Pourtant cette dépendance peut-être guérie par le bonheur de savoir ce que l'on possède. L'horizon d'acquit permanent et total recule au fur et à mesure que l'on en approche. Jouir et être heureux de l'instant. Le verbe être arrive premier, l'avoir à la marche

inférieure. Pauvres sont les peuples où ces verbes forment un seul et même mot.
Pour la suite, profiter pleinement du gratuit. Une marche sur la plage, les abords d'un fleuve, un jeu de balle, des réunions amicales, de la danse, souvent dit-on que le rire est le propre de l'homme ceci n'est pas vérifiable mais as-t-on déjà vu des animaux produire de la musique afin que leurs congénères assurent des passes sur un tempo rythmé.

La liste est non exhaustive, d'aucuns puisent leurs ressources dans des activités insoupçonnées. Avec quotités de courage, leurs taches journalières effectuées, ils vont aider les personnes en incapacité. Bien souvent, ce sont des proches. Le maquis administratif se débroussaille avec discipline. Une mise sous tutelle demande un assentiment médical spécialisé. Un juge idoine en regard du rapport du praticien et d'une convocation du malade si sa mobilité le permet, actera la décision.

Un rapport de plusieurs pages en mentionnant les obligations du tuteur fera suite ainsi qu'un extrait documentaire. Avant cela les premières questions porteront sur la solvabilité du patient. La romance n'est pas l'apanage de l'administration.

Le familier aura quand même l'impression de fauter ; il est déjà pesé, jugé avec un regard sceptique.

Par la suite, se profilent les ajustements de différents organismes. En fonction de l'interlocuteur,

la situation transactionnelle se réalisera sans soucis .Mais ne soyons pas trop dans l'onirisme.
La plus facile et réactive sera l'électricité. J'invite, par ailleurs, toutes les institutions du quotidien (banques, assurances, impôts, courrier, trésor, santé, etc…) d'effectuer un stage dans leur structure. Je précise que je ne possède aucun intérêt dans l'électricité et serai plus que sceptique au nucléaire.

- Allo, bonjour Madame, je suis tuteur de ma mère qui n'a plus ses capacités mentales, sa carte vitale est introuvable.

- Quelle est votre adresse ? Je vais vous envoyer un formulaire à remplir ou alors par mail dans l'espace abonné. Il faudra aussi une photo récente.

Ça va être coton la photo, afin d'expliquer à la personne en inaptitude de regarder la ligne rouge intérieure du photomaton.

-Bien Madame, j'attends votre courrier.

*

-Ca va maman ?

-Oui.

-Veux-tu, nous allons faire un tour dehors. Zut, ils ne t'ont pas habillée et puis il n'y a pas de couche. Attends surtout ne bouge pas, je reviens.

Petit pas de gymnastique dans les couloirs blancs de la maison de retraite à la recherche du personnel. Un résident au regard hébété, prisonnier de sa camisole chimique, de la bave aux commissures des lèvres, émet un borborygme. Celui-là ne me sera pas d'une grande utilité. Un autre allongé dans un fauteuil semi incliné, tente désespérément de m'agripper en me demandant une chose dans une phrase inintelligible. Mais où sont-ils ? Je dépasse la salle de rassemblement, baptisée aquarium en raison des gigantesques portes fenêtres. Choix réussi de l'architecte, cela donne sur un jardin intérieur garni de fruits subtropicaux.

Des visages livides de l'ultra-vieillesse qui ne voient pas souvent la lumière solaire, me scrutent semblant vouloir me prendre de la vitalité. Un balai entoilé s'agite un étage plus bas et l'humble agent de nettoyage m'explique qu'il ne possède pas la clef de la réserve mais que je trouverai du monde en réunion au rez de chaussée à côté de l'accueil. Ah !! la France, sans sa réunionite, ne serait plus elle-même.

- Pardon (ironique) de vous déranger (je paye en fin de mois), j'aimerais obtenir des couches.

- Ah oui ! Je vais en chercher.

Deux minutes plus tard, me voilà garni des précieux objets.

-Allez Maman, on va mettre cette protection.

-Non! Je ne veux pas.

Et c'est parti, pour une séance hygiénique (je paye toujours à la fin du mois). Mince pas de gants jetables. On reprend le même chemin.

-Pardon, il me faudrait des gants.

Course pour le retour, fin de la séquence.
-Allez enfile ce truc, voilà lève un pied, bravo, puis l'autre c'est bien !

Jupe, ceinture, chaussures, veste et nous voilà cahotant dans les couloirs, petit ascenseur, digicode pour la sortie. Installation compliquée des jambes dans la voiture direction le photomaton. Sortie du véhicule puis arrivée devant la machine. Un panneau s'excuse du non fonctionnement de l'appareil.

- Bon, maman, on va dans un autre village, il n'y a que huit kilomètres et cinquante virages serrés et au final sans place pour se garer. Mais on verra bien.

Pour le bilan carbone, cela sera pour une autre fois.

-Bonjour Monsieur, c'est pour une photo d'identité, passeport, carte nationale et vitale.

-Non Maman, il ne faut pas sourire, il ne faut pas voir les dents.

Imperturbable sourire avec incisives, qu'est ce que je vais bien pouvoir trouver comme argument ?

-Maman, il ne faut pas ouvrir la bouche, l'empire ne veut pas, dès fois que tu serais une terroriste.

Elle me regarde comme si c'était moi le problème mental. Amusement du professionnel, au moins il aura eu sa minute d'originalité.

Ca y est le flash se projette, l'organisme de santé sera satisfait ainsi que les autorités de contrôle.

-Pourriez-vous me produire une facture car je dois tout enregistrer dans un journal comptable avec balance et bilan pour le juge des tutelles ?

-Si vous voulez.

-Tu as vu maman, ici il y a moins de vent, les grecs savaient ce qu'ils faisaient quand ils installaient leurs ports.

-Pourquoi tu me parles des grecs, il n'y a pas de grecs ici.

-Mais tu ne te rappelles pas, c'est toi qui m'expliquait la civilisation méditerranéenne avec leurs comptoirs marchands.

-Je ne comprends pas ce que tu me dis.

-Bon, on rentre tranquillement d'accord ?

J'essaie toujours d'évoquer une action ancienne faisant appel à la mémoire passée. Le propre d'Alzheimer étant l'oubli du récent, seul persistent les actes antérieurs, notamment ce qui est en rapport à l'alimentation. D'ailleurs un hôpital spécialisé de Marseille développe une thérapie intéressante à base de nourriture non industrielle comprenant des plats mitonnés à base de produits frais.

Le goût est un des sens, avec l'odorat, à ne pas vieillir. Cette approche culinaire permet aux encadrant de faire réciter les menus dans l'après-midi, voire les jours suivants. Le cerveau synapse l'ensemble et, par sympathie, ces nouvelles connexions servent à d'autres problèmes.

*

Après la dépose dans sa résidence. Je me dirige seul chez son podologue. L'indélicat efface le nom des patients inscrit au tableau de service et encaisse les soins sans les avoirs effectués. Il est vrai que ces pauvres vieux oubliés recevant une visite éclair une fois l'an ne sont pas en état de réclamer grand-chose.

Je pénètre dans son cabinet bas de plafond où personne n'attend .Quelques revues crient leur désespoir d'avoir subies trop de tortures. La porte du paramédical s'entrouvre.

-Bonjour Monsieur que puis- je faire pour vous ?

-Bonjour Faucher Jacqueline est ma mère, (ses ongles trouent les pantoufles).

S'en suivent quelques propos où je lui explique la théorie de la gravitation et de l'attraction de ma main sur sa figure s'il ne se propulse pas ardemment aux soins pour lesquels il est rémunéré. Il m'assure que dès le lendemain il fera le nécessaire. Ce qu'il fit !

La situation s'était déclenchée par une sonnerie téléphonique sans réponse et l'impossibilité de joindre son docteur. Résidant alors à l'étranger dans une île de couleurs au milieu de l'océan indien séparée par dix mille kilomètres de Cassis. Ainsi l’espace d'organiser mon départ, je débarquais à Marseille Provence. L'arrière-saison était douce et il n'y avait pas à changer de mode vestimentaire. La navette ponctuelle m'emmenait à la gare St Charles. Après quelques minutes pour louer une chambre d'une célèbre chaîne d'hôtels, je priais le remboursement car il y avait une coupure d'eau. Changement du lieu appuyé d'une demande au réceptionniste si ses tuyaux étaient alimentés en liquide. Son regard surpris accompagne sa réponse affirmative. Magnanime et fatigué, je me dirige vers la chambre puis sous la douche.

Le métro dans l'après-midi m'emmena sous les micocouliers de la place Castellane, où un car direct se dirige régulièrement pour Cassis. L'odeur des pins et le bruit caractéristiques des cigales m'accueillirent. A première vue, les volets de l'appartement sont ouverts mais la sonnette d'entrée reste sans réponse ainsi que le téléphone. Mon portable contacte son docteur.

-Mais votre mère est à l'hôpital de la Ciotat, elle a fait une chute, enfin on présume.

-En fin, pourquoi ne m'avez-vous pas prévenu, à l'aide de mes coordonnées.

-Ah! J'ai déposé un message sur le répondeur de votre père.

-Certes, ils sont quand même divorcés depuis vingt-cinq ans et qui plus est, il se trouve en déplacement pour quelques semaines, merci quand même.

Quelques instants sont nécessaires afin de récupérer le numéro de l'hôpital en question où ce dernier m'informe du transfert dans un autre centre spécialisé nommé Valvert.

Le préposé à l'accueil téléphonique du nouveau lieu d'accueil ne trouve pas ce nom. Il bascule mon appel sur un pavillon qui me renvoie vers lui et ainsi de suite quatre fois. A la fin, il me précise que les visites sont terminées et qu'il faudra se présenter le lendemain matin.

-Si vous ne savez pas dans quel pavillon elle se trouve, pourriez-vous m'indiquer quelle est la station de métro la plus proche ou la ligne de bus qui dessert votre établissement ?

-Mais, vous n'avez pas internet ?

-Je tiens à vous préciser que je descends de l'avion car résidant à l'étranger et je suis sans réseau actuellement.

-Ah je n'en sais rien !

-Donc je reformule, vous ne savez pas si cette patiente est chez vous, vous n'arrivez pas à contacter les services et vous en ignorez les moyens d'accès. Je pense que vous êtes soit un ancien interné psychiatrique en stage de réinsertion, soit un incompétent pistonné pour cet emploi.

Je cherche désespérément un taxi pendant une heure pour retourner sur Marseille. Ceci est le propre des pays développé ? A l'inverse, dans les régions défavorisées, pléthores de véhicules se proposent spontanément sans que vous en formuliez la demande. Pourtant devant le casino, je trouve mon bonheur et termine la soirée en me restaurant avec un ami dont j'apprécie les retrouvailles.

A la première heure le lendemain, le jymkana avec les transports en commun commence et après une durée infinie me voilà devant la guérite du centre Valvert. Le préposé n'étant pas le même, il m'indique la bonne unité. Je suis surpris par l'espace, vallons, pins et pelouses s'entrecroisent avec les constructions. En haut d'une butte, un bâtiment en rez-de-chaussée paraît être le bon. La salle d'accueil façon guichet de banque avec ses vitres restent très impersonnelle.

-Bonjour Madame je suis le fils de Mme Faucher qui doit se trouver chez vous.

Bref contrôle de l'écran et réponse d'une voix neutre.

-Effectivement, en revanche les visites sont interdites le matin, il faudra revenir cet après-midi.

Je lui explique assez fermement l'accordage des violons ainsi que la possibilité d'envol du banc de la salle d'attente sur sa vitre.

Elle me répond le regard quelque peu affolé.

-Attendez, je vais me renseigner.

Quelques instants après, elle revient plus conciliante.

-C'est bon vous pouvez aller voir la cadre de santé.

Une dame sans âge me regarde sympathiquement et se trouve très heureuse de pouvoir retracer l'historique médical ainsi que de compléter son dossier administratif.

- Mais, que s'est-il passé au juste ?

-Et bien, une voisine a vu la porte entrebâillée de votre mère et l'a trouvée dans son lit à demi inconsciente. Elle a aussitôt appelé les pompiers. A la suite d'examens effectués à l'hôpital de la Ciotat, il en ressort un syndrome frontal irréversible dû à une chute et un accident vasculaire cérébral. On ne peut pas définir lequel des deux étaient le premier.

Une conversation s'effectue avec le psy qui rééquilibre un traitement quelque peu galvaudé auparavant. Ce à quoi elle ajoute que la patiente souffre d'une dysenterie horrible contractée dans leurs murs sans pouvoir en déterminer la cause. Je vais enfin la voir ; surprise, elle est contente de me trouver là. Le trouble dans cette situation est son corps souillé et non lavé. Je demande un nécessaire de toilette pour rétablir l'hygiène au plus vite, quelle honte ! Passées quelques heures, je rejoins Cassis en quête des clefs de l'appartement auprès de la police Municipale et m'attelle au rangement de l'habitation dévastée. Les papiers trainent partout étalés, je termine donc l'après-midi dans le classement. Les choses avancent et je commence à contacter les maisons de retraite. L'attente m'informe-t-on est en moyenne de six mois. J'avais un peu anticipé la chose et saisie une opportunité à Banyuls sur mer à proximité de chez mon père.

Après les salutations d'usage, ils se souviennent de mon passage quelques mois auparavant et la fourniture d'un dossier. En conséquence d'une brève explication des faits communiqués à la secrétaire, celle-ci me promet de rappeler car il y aurait une résidente qui partirait dans une journée.

Il ne me reste plus qu'à attendre et honorer le rendez-vous avec l'assistant social du centre hospitalier le lendemain.

Cet homme affable me reçoit cordialement en me demandant quelle suite vais-je donner à cette situation. Je lui relate mon projet. Il insiste pour que la structure d'accueil soit médicalisée et paraît très sceptique au fait de pouvoir obtenir une place dans un délai aussi bref. Je passe un moment avec Jacqueline toujours en proie à la dysenterie, le soin se résumant à une poudre argileuse, ce qui me semble très léger comme traitement.

Au moment du repas du soir, les cadres étant partis, je m'aperçois qu'une ou deux filles de salles sortent des toilettes et effectuent le service de table sans gant ! D'ailleurs, d'autres patients sont dans le même état que Mme Faucher. Rongeant mon frein, je regagne Cassis grâce à un ami venu me chercher ce qui m'évite trois heures de transport.

Le lendemain, les cigales me réveillent et j'empoigne le téléphone. L'attente n'est pas longue et le cadre de santé me répond.

Révérences d'usages.

- Dîtes moi, je ne vous demande point de guérir Jacqueline au niveau cérébral, cela est impossible .Mais pour les problèmes intestinaux, si la situation se termine mal, je vous promets de lâcher les chiens.

Et de relater les faits de la veille. Dans l'après-midi, les conséquences de ma communication portent leurs fruits. Au cours d'une information collective, la responsable effectue le nécessaire avec force de voix auprès du personnel indélicat.

Pourtant, un autre souci s'esquisse, la secrétaire de la maison de retraite n'a pas rappelé. Je décide de la contacter.

- Alors, vous m'avez oublié.

-Pas du tout je vous ai laissé un message.

Vérification faite, le numéro avait été mal noté et la commission déposée sur une autre boîte vocale.

-En tout cas c'est bon, il y a une place.

Un halo de lumière tombe sur moi .Une profonde expiration de soulagement soustrait la masse sur mon thorax et l'air qui y pénètre à nouveau, me semble venu des verts alpages printaniers. Une excellente chose survient.

-Je vous envoie une personne de confiance, en l'occurrence mon père, qui fera l'avance pour vous régler le mois et récupérer la facture.

-Non ce n'est pas la peine, je vous bloque la place.

- Ecoutez madame, connaissant un peu la vie si demain vous n'êtes pas là pour une raison aléatoire et qu'une autre personne fait la réservation à votre place , je serai dans une situation très délicate, alors dîtes moi à quelle heure ,ce jour, je vous fait porter le chèque.

Le rendez-vous est fixé ; ainsi le dossier se trouve verrouillé. La progression se poursuit par une entrevue avec l'assistant social qui me demande comment je vais effectuer le transport de quatre cents kilomètres.

-Et bien avec un taxi médicalisé.

-Mais cela va vous coûter une fortune.

-Vous savez la fonction première de l'argent est son service à faciliter l'existence. L'utiliser en frime paraît bien un leurre, le consumérisme et autres artefacts ne sont souvent que mensonges.

Le lendemain, jour du départ, je suis surpris de voir tout le personnel et l'encadrement devant l'entrée pour nous dire au revoir et me remercier. L'assistant social rajoute.

-Vous savez, nous n'avions jamais vu une personne qui débarque d'aussi loin et qui en trois journées solutionne ce problème.

Je n’ai pas la même vision : je n'ai exécuté que des choses naturelles avec un peu de chance.

La résultante est beaucoup moins joyeuse due aux nombreux arrêts turista. Le chauffeur de taxi patient, n'explose même pas quand bloqués au péage Jacqueline laisse son mal faire son œuvre.

L'accueil à la résidence est fort cordial bien que la future pensionnaire émette de fortes résistances, je dois m'éclipser pendant que le personnel la prend en charge. Les jours suivants s’éclaircissent, tout du moins pour la partie humaine, administrativement cela sera autre chose.

*

Je poursuivais mon parcours dans le taxi afin de parvenir à destination par un chemin buissonnier, celui-ci esquivait l'ancienne nationale. Le col de Banyuls, qu'un aïeul, ancien général sous Napoléon, défendit face aux espagnols, s'empourprait au couchant. La route forestière se faufile entre les crêtes schisteuses déchiquetées par le vent, celles-ci jettent leurs ombres en narguant la nuit. Au détour d'un virage, le goudron disparaît, la piste plonge par effet d'optique dans l'immensité méditerranéenne quatre cents mètres plus bas, au loin le cap Creus dessine les criques chères à Dali.

Quelques raies orange mauves se marient avec le vert cuivré des vignes. La récolte a eu lieu et le raisin chargé de sucre donnera le plus fort vin de France. Nous préférerons boire celui-ci bio plutôt que le cocktail chimique de désherbant. Ainsi, la faune marine qui reçoit les pesticides par ruissellement en sera plus heureuse.

La structure des ceps en terrasses, patiemment agencées, fut introduite par les Templiers au retour des croisades. Sans moyen de locomotion moderne, ils avaient ingénieusement aménagés des conduits de terre cuite appelés « tines », ceux-ci descendaient le liquide ambré déjà vinifié remplaçant ainsi les tonneaux. Parfois, la fainéantise pousse à l'intelligence.

Cerbère, ce mini Santorin, peut-être éclos d'un volcan égueulé où la noire roche prolonge sous la mer une vallée en auge, lointain souvenir d'une glaciation. Combat de Vulcain contre Poséidon qui laissera une falaise spectaculaire et tranchante dont la hauteur a dû inspirer Eiffel. Finalement, Louis XIV tomba d'accord avec le souverain d'Espagne et en fit la frontière des deux pays, se référant aux écrits romains qui déclaraient « ici finissent les Gaules », quelques dolmens et menhirs en témoignent. Deux siècles plus tard, le chemin vapeur balbutiant, les ibériques gardaient un mauvais souvenir du petit Corse qui conquit l'Europe, se méfiant du neveu, troisième du nom. Ils décidèrent alors d'écarter les voies ferroviaires de quelques centimètres en rapport à la norme (Se disant qu'une invasion par ce vecteur deviendrait impossible).

Les échanges commerciaux se développant, il fallait mettre en place une gare de triage et de transbordement. Le Cerbère était né : le chien gardien des enfers ... les Grecs toujours.

Les premiers habitants dorment dans des wagons et les femmes empilent les oranges une à une sur des lits de paille dans des trains de marchandises. La destination sera toute l'Europe. Les conditions de travail sont horribles dans le froid et le vent qui souffle deux cent soixante jours par an. Nuit et jour elles transportent des couffins de chanvre tressé. Seul répit : l'été, car l'agrume est absente. Mais l'eau manque, les puits ne donnent qu'une onde saumâtre. Alors elle est acheminée en citernes et sert plusieurs fois. Celle du rinçage vaisselle à la lessive et finie par le nettoyage des sols. Les enfants font la queue avec leur bidon et gare à celui qui le renverse. La fin de l'été voie des orages méditerranéens s'exprimer. Violents, fougueux, déchaînés, ils gonflent les ravines et fondent sur le village en contrebas. L'homme a détourné et juxtaposé deux cours d'eau pour laisser la place aux trains. Ce nouveau torrent cousin de l'oued africain proche, traverse le bourg, pénètre dans les maisons, charrie boue, cailloux et arbustes du maquis.

Ça en est trop, une femme se révolte sur ses conditions de transbordeuse et demande une augmentation. Devant le refus obstiné de son employeur, elle convainc les autres de la suivre et se couche la première sur la voie de fer, empêchant le train de partir. La première grève féminine du monde voyait le jour.

*

Mes valises posaient aussitôt le lendemain s'établit un dialogue avec un docteur. Je lui demande de prescrire un traitement antibiotique pour Jacqueline et plus précisément un quinolone. Devant sa réticence, je lui précise qu'après vingt-cinq années d'Afrique et d'Asie, j'ai appris malheureusement à connaître les ennuis de plomberie intestinale. Il y consent tout de même et enfin la dysenterie s'arrête à la grande joie du personnel. Dans le mouvement, une prise de rendez-vous s'effectue avec un psychiatre dont le déplacement ne sera pas remboursé ainsi que les frais du transport médicalisé Marseille, Banyuls. Car subtilité administrative, sa résidence est considérée comme étant Cassis lors de son entrée. Tout sera à l'avenant pour les autres transports, nous aurons le temps d'y revenir.

Les professionnels de la maison de retraite sont aimables et ma mère les fait rire par ses imitations et ses réparties incisives. Elle est toujours en joie de me voir et plus encore de sortir de l'enceinte au quotidien, un peu moins quand je la ramène. Un mois se passe durant cette acclimatation ponctuée de quelques restaurants à titre rééducatif. La leçon du Valvert centre hospitalier est retenue quant à la relation mémoire-goût.

Le retour sur Madagascar se précise, nous nous reverrons dans trois mois sur promesse d'appeler toutes les quarante-huit heures ajoutée d'un envoi de carte postale océane indienne hebdomadaire.

*

Dans la file d'attente du guichet aéroportuaire je rencontre, fait du hasard, Roger, personnage dithyrambique, Obélix d’un mètre quatre-vingt-douze, cent cinquante kilos, vice-champion de France en Rugby au poste de pilier droit. Faconde, anecdotes, humour vont être au programme. Le surveillant au pré-enregistrement tente de dépasser son autorité en demandant ma carte de résident alors que le passeport suffit. Je la détiens, conscient que la liberté ne s'use que si l'on ne s'en sert pas. Je lui fais remarquer en sus mon visa valable cinq ans et la possibilité d'en obtenir un à l'arrivée si je n'en possédais point. Il insiste pour la forme et finit par céder.

Plus que quelques mètres et s'en sera fini de la poussette de valise au milieu des pleurs d'enfants et des comoriens surchargés s'échangeant les kilogrammes supplémentaires, tentant désespérément d'atteindre le poids maximal autorisé. Une femme enfoulardée supplie l'hôtesse de comptoir comme si sa vie en dépendait de prendre soixante-dix kilos de bagages. La situation s'éternise et je demande à la passagère si elle tient à ce que l'avion décroche si tout le monde agissait comme elle. Le guichet d'à côté se libère et Roger fait le pitre avec l'employée aux yeux espiègles usant d'expression chevaleresque. La mallette est avalée par le tapis, un petit clic de soulagement s'ensuit. Car savons-nous maintenant que s'ils nous venaient d'oublier l'heure, les haut-parleurs cracheraient nos noms pour l'embarquement.

Les chaussures, les clefs, le portable, le porte-monnaie, une épingle à nourrice, le blouson, la ceinture, les lunettes, le portefeuille vont dans le scanner et moi dans le portique qui sonne toujours. Même nu, je pense que l'alarme se déclencherait.

-Rien dans les poches ? Suspicieux, l'agent de sécurité scrute le côté du pantalon.

-Non, c'est un mouchoir.

-Mettez-le dans le bac. C'est votre bagage ?

-Oui.

-Vous pouvez l'ouvrir ?

-Absolument.

- Et ça ? Désignant une bouteille de cinquante centilitres à moitié vide, vous savez que c'est interdit.

-Je pensais avoir moins de vingt centilitres, j'en bois cinq et je peux passer ?

-Non, vous devez la jeter dans la poubelle.

Formidable époque où il est interdit de porter son eau. S'il est vrai que des explosifs liquides existent, les testeurs papiers de détection et le sélectif à l'embauche du personnel de sécurité aussi. Mais depuis que les ultra-riches prennent leurs jets privés et n'utilisent plus les lignes régulières, le prince est libre d'emmerder le peuple. Le nombre de radars, caméras normales, infrarouges, thermiques, recoupements informatiques, transformations des téléphones portables en micros, détecteurs de fumée, géo localisations, scanners à distance des papiers d'identités, écoutes téléphoniques s'accroissent mais paradoxalement les attentats aussi.

Un dernier contrôle de police plus loin et nous pouvons profiter du meilleur moment, celui qui précède l'embarquement. Car sur cette ligne les chérubins sont en surreprésentation et l'enfant malgache détient la particularité de pleurer par un pouvoir unique du décollage à l'atterrissage. Nous louons d'ailleurs avec reconnaissance l'inventeur du bouchon en mousse pour conduit auditif.

Roger case difficilement son physique dans l'exigüité du siège en dévorant son plateau repas plus le mien. Il y a longtemps que j'esquive l'alimentation sur cette ligne tant l'hygiène est douteuse mais Roger est un caïman : tout se dissout dans son estomac. Le vol glisse en conformité à nos attentes, c'est à dire comprenant moult vocalises infantiles à volume augmenté.

L'arrivée nous surprend en fin de nuit ainsi que l'air vif d'Antananarivo. Un long passage aux contrôles d'immigrations puis vient la cohue indescriptible pour recueillir les bagages. Plusieurs personnes agglutinées à la sortie du tapis tentent d'interpeller billet de banque en main les manutentionnaires du déchargement.

- Eh, donne-moi la bleue, c'est la mienne ! Tiens cadeau pour toi !

-Moi, c'est la rouge !

-Là, la noire avec l'autocollant !

-Le sac avec bretelles, oui le vert !

Et le préposé d'empocher les billets, la pile du chariot s'effondre car rien n'a été pris dans l'ordre ; les valises en vrac bloquent la cellule optique. Le tapis s'arrête devant une forêt de chariots enchevêtrés où chacun essaye désespérément de libérer le sien. Avant dernier écueil les douanes. Je me présente dans la file « Rien à déclarer ». Mais le fonctionnaire demande quand même l'ouverture des bagages.

- Cadeau pour moi.

- Non il n'y en a pas.

Son collègue l'interpelle. « Eh, celui-là, ce n'est pas la peine de l'arrêter, il ne donne jamais rien ». Avis aux imbéciles qui bakchichent à tour de bras.

Le soir, nous nous retrouvons, Roger et un ami, dans un restaurant bien connu de la communauté Francophone à la décoration mêlant couleurs modernes avec murs et objets anciens.

Le filet de zébu est fondant ainsi que le médaillon de foie gras l'accompagnant. Je me ressens un peu de vague à l'âme pour mon ascendante dans sa nouvelle demeure mais Roger enchaîne anecdotes sur anecdotes au sujet de matchs épiques de première division.

Deux demoiselles assises à la table voisine prêtent l'oreille, amusées.

Naturellement, mon autre ami et moi engageons la conversation qui roule sur la découverte de Madagascar qu'elles ne connaissent pas. Au bout d'un temps assez long, je m'excuse auprès de Roger qui leurs tourne le dos, d'être un peu exclu du débat.

Bonhomme, il me répond de ne point y prêter attention.

-Eh, vous faîtes quoi sur Madagascar pour y vivre ?

Chacun explique son quotidien.

Vient le tour de Roger, exploitant et exportateur de d'ylang-ylang qu'il revend aux parfumeurs de

Grasse. Cette huile essentielle rentre pratiquement dans tous les parfums féminins.

Les filles sont charmées. Pensez, les îles, l'océan Indien, les alizées, un exploitant de fines senteurs en chair et en os, mi flibustier, mi corsaire. Il se propose donc, de leurs faire visiter sa distillerie.

-Il me plait, rajoute-t-il, de savoir que toutes les femmes du monde porte un peu de moi sur elle.

C'est l'estocade, nous qui faisions une drague à fleurets mouchetés. Le voilà qui arrive tel un porte-avion équipé de canons de cent cinquante cinq. Tirez le rideau, il n'y a plus qu'à aller se coucher ou tenter son bonheur en boîte de nuit.

*

Je reste trois mois sur l'île et repars. J'ai fait une provision de vanille biologique issue des plateaux de la côte Est, dans la région d'Andap. La route qui y mène serpente dans une végétation luxuriante descendante des pics élancés du Marojejy. Les tumultueux torrents à l'écume nacrée animent le paysage dont le son est fourni par des oiseaux multicolores. Les traits écarlates de cardinaux irradient les verts étincelants de la sylve surabondante. Le mot vanille provient de l'espagnol « vanilla » qui veut dire petite gousse. Cette orchidée a besoin d'une fécondation par la main de l'homme. Technique apportée par les colons de l'île aux dodos voisine, d'où l'appellation Bourbon ancien nom aussi de cette dernière. Après la cueillette, les gousses sont trempées dans de l'eau bouillante, puis mises à sécher sur des tamis d'où elles sont retournées régulièrement. Ensuite, un tri des gousses s'effectue et seules, celles dépassant dix-huit centimètres recevront le label Exportation. En effet plus la tige est longue moins le gayacol est présent à l'inverse de la vanilline. Celles de couleurs noires sont de meilleure qualité que les marrons ou rouges. Une fois mises en botte, il faudra vérifier leur texture qui ne devra pas être trop sèche ou trop collante. Le parfum imprègne toutes les villes qui vivent de la production et il se trouve un bonheur d'y résider.

J'arrive donc à la maison de retraite muni de mes deux kilogrammes autorisés par Bercy et entame la distribution. Chacun a pu pencher sa tête dans le couffin et respirer un peu d'effluve tropical en ce mois de Janvier froid et venteux. Aux regards rêveurs qui en résultent je pense avoir touché juste.

Durant un mois, ma mère enchaîne les rendez-vous médicaux et soins qui en découlent, l'administratif pompe l'air et les journées sont pleines. Le pire étant le dentiste afin d'obtenir l'ouverture consentante de la cavité buccale du malade. Auparavant il faut trouver une place pour parquer l'automobile, deux sont libres aujourd'hui. Je prends celle de gauche et aide Jacqueline à la marche jusqu'au praticien. L'entrevue ne dure que cinq minutes car les soins ont été impossibles. Retour au véhicule déjà verbalisé. Je laisse la patiente appuyer sur l'aile de la voiture pour aviser le policier municipal à la face de têtard avec ses lunettes, pour lui demander un peu de mansuétude. En me retournant, j'aperçois deux personnes qui ramènent ma mère déjà enfuie. L'agent confi dans son quotient intellectuel d'invertébrés ne veut rien savoir. N'étant pas seul et avec une invalide à charge, je le regarde fixement dans les yeux en essayant mentalement d'évacuer mes pulsions, je m'évade, allongé sous les cocotiers bercé par une douce brise. Car l'envie de lui projeter un violent coup de tête suivi d'un coup de pied au même endroit quand il sera à terre me démange.

Les soins dentaires sont repoussés aux calendes grecques, cause en est l'amalgame des consultations à l'hôpital, une avec le chirurgien, l'autre avec l'anesthésiste puis une troisième pour l'opération elle-même.

Après un aller-retour sur Madagascar, Juin se profile, le climat s'améliore franchement ce qui permet des promenades pour Jacqueline.

L'inactivité doublée de nourriture sans fibre provoque de nombreux troubles et surtout une hyper dilatation des membres inférieurs. Le docteur ne voulant pas prescrire de soins hygiéniques afin de ne pas dépasser le seuil comptable qui lui permettra l'obtention d'une prime annuelle. Je décide d'en changer. Plus professionnel et humain le nouveau médecin Pierre F qui s'avérera un surdoué du diagnostic fait le nécessaire. Quelques jours plus tard, nous voilà chez le kinésithérapeute. Il y avait urgence, les jambes ne pouvaient pratiquement plus exécuter de flexion. Un nouvel appareil ressemblant à d'immenses cuissardes dont la texture est doublée se trouve entreposé sur une table de massage. L'ensemble relié au secteur se gonfle par intermittence effectuant ainsi un massage drainant.

Après quelques séances, le résultat est spectaculaire. La malade fait rire les nombreux patients. Son mental est revenu à l'âge de la petite enfance ; par conséquent ; les réflexions spontanées fusent. Sur cet épisode, c'est homme venant aux soins qui en fait les frais. Sa tête inconnue doit pourtant rappeler à ma mère une ancienne relation. Alors se redressant à demi de la table, elle se manifeste à haute voix devant l'assistance.

- Tu as vu ! Il a une tête de con.

-Je toussote tentant une diversion.

-Chut, Mam, il ne faut pas dire des choses comme ça.

Elle est allongée et je lui pose ma main sur le bras pour la raisonner au milieu des gloussements. L'intéressé s'absorbe dans une revue littéraire avec force et passion. Soudain Jacqueline se redresse de tout son séant et apostrophe l'infortuné.

- Oh tête de con.

Henri, le kinésithérapeute est hilare, lui a eu la chance de provoquer une sympathie immédiate, il a eu droit à une bise spontanée. Le malheureux patient reste concentré sur sa lecture en ignorant l'aparté pendant que tout le monde est en joie sur les divers appareils médicaux.

Le lendemain, je réponds à la convocation du juge des tutelles. Une file de personnes attend patiemment son tour devant le palais pour la fouille aux portiques. Nous avons vraiment changé d'époque, songeais-je tristement. Ainsi les bibliothèques publiques des grandes agglomérations subissent d'identiques aléas. J'en suis contrarié, pourtant bien des personnes savent ce qu'il faudrait faire mais peut-on raisonnablement en parler.

« Pour savoir qui te gouverne regarde celui que tu ne peux pas nommer » disais Voltaire.

Pendant ce temps, une personne me double brutalement. Je lui en fais la remarque, elle me répond en haussant le ton avec un regard supérieur, « je suis avocat ». Un coup d'épaule plus loin et elle va flirter avec la ligne de touche voir s'il n'y a pas de crabe mayonnaise.

Passé les éléments de sécurité, je grimpe un escalier en colimaçon et m'assois dans un espace d'attente. Quelques fonctionnaires affairés amassent des classeurs dans différents bureaux. A la vue des piles, ils vont être occupés longtemps. Une secrétaire interrompt mes pensées et la juge me reçoit.

Personnage lisse, d'âge moyen, elle s'absorbe dans les fiches. Redressant la tête et me dévisageant de son acuité visuelle claire et grise, elle aborde les premières questions.

-Quel est le montant de sa pension ?

Je lui réponds.

-Qu'elle est son épargne ?

- Je l'ignore.

-Est-elle propriétaire ou locataire ?

- Propriétaire.

-Combien paye-t-elle de maison de retraite ?

Je lui tends une facture.

-Hou là ! Mais sa pension y passe.

-Ben oui. Moi qui songeais qu'elle allait me poser des questions d'ordre médical, style comment en est-elle arrivée là ?

-Bon, je comprends que vous ayez changé de résidence pour vous regrouper familialement. Mais êtes-vous prêt à assumer la charge d'une tutelle. Cela est un travail à plein temps fastidieux.

-J'assume, je suis prêt, je n'ai pas le choix, je n'ai point envie de déléguer.

-Bien dans ce cas au vu du dossier, l'on vous re-convoquera ainsi que votre mère pour le compte rendu mais vous n'êtes pas obligé de vous déplacer.

-Et pour la comptabilité.

-L'on vous fournira des documents.

Elle relit quelques pages, classe, griffonne.

-Bien notre entretien est terminé, vous recevrez un courrier, vos réponses écrites doivent être envoyées en lettres recommandées uniquement.

Je prends congé et me redirige vers la sortie, me félicitant de la brièveté de l'entretien.

Quelques semaines après le verdict tombe alors que j'étais retourné sur Madagascar. Je suis confirmé officiellement tuteur. Je prends donc la décision de me rapatrier courant Septembre date de début de mes fonctions.

Auparavant, je dispose mon mobilier devant le portail d'entrée et donne un pourcentage à mon gardien sur la vente de mes meubles. En quatre jours tout est parti, télé, chaîne hi-fi, linge de maison, électroménager, ustensile de cuisine, couverts, moto, meubles etc..

J'offre mes livres à l'Alliance Française, j'affectionne son bâtiment métallique du XIX ème siècle. C'était une ancienne halle à marché reconvertie avec bonheur en espace culturel. Je l'avais redécouverte en pleine effervescence au moment où un homme politique avait prononcé un discours célèbre à l'ONU, mettant en garde quant à une guerre au Moyen Orient. L'onde de choc planétaire s'en était suivie, les gens se bousculaient devant les Alliances pour apprendre le français, les intérieurs bourdonnaient tels des ruches. Le vieux pays tançait l'adolescent en redevenant lui-même l'espace d'un instant.

Formalités du départ, huit années riches d'aventures se tournent et une agréable fin d'été m'accueille en France.

*

La maison de retraite de type associatif qui fonctionnait en parfait équilibre comptable se voit absorber par une structure plus grande et le financier métastase lentement l'organisation quasi familiale.

Du personnel est mis à l'écart accusé sur rumeur. S'ensuit une investigation de gendarmerie, une longue procédure aboutie à un acquittement. En revanche, l'ambiance délétère nuit à la convivialité et à l'osmose du personnel. Une partie de ce dernier goûte aux joies du roulement sur différentes résidences, découvrant les conséquences du mot rentabilité.

Je croise un pensionnaire affligé d'un abcès dentaire d'école qui se fait expliquer que son tuteur professionnel n'étant pas là, il est impossible de le faire soigner faute d'argent. Agé et sans défense, il lui est plus dur d'exiger l'application de la loi qui permet la couverture de ce genre de mal. D'autres, dans « l'aquarium », émettent des sons bizarres au milieu de remugles fécaux. Point de personnel à l'horizon le manque de meneur d'équipe se remarque.

Chaque jour passé en visite entouré de morts vivants aux visages de déterrés pose un cas de conscience. La raison ne peut être expliquée au malade qui ne veut que sortir du lieu d'hébergement, surtout au début. « Externer » un proche, pathologiquement lourd, pour s'en occuper personnellement est irréalisable. Tout est dangereux dans le comportement de ces individus. Quelques instants d'inattention et ce sont les robinets de gaz qui se positionnent ouverts, ceux de l'eau auront le même sort. Toutes les pièces peuvent servir de toilette. Un assoupissement et le souffrant s'échappe du foyer. Pourtant ce dernier se trouve normal et regarde les autres pensionnaires comme d'étranges mammifères. Mais comment faire ? Le coût extérieur du personnel vingt-quatre heures sur vingt-quatre plus les remplaçants avoisine les six mille euros minimum.

Tout ne défaille pas immédiatement dans l'alchimie dégénérative humaine, la mémoire revient par intermittence métaphore électrique d'une lampe défectueuse. Fulgurance du raisonnement, compréhension situationnelle immédiate, induisent déprime du constat de son immanence, du lieu, de l'environnement.

Le proche est un chargeur de piles. Il diffuse de l'affect, de l'énergie, de la compassion. Il tisse des liens avec les autres pensionnaires et le personnel, qui, par relativité transactionnelle renvoie du positif. Puis le feu reprend, vacillant au début, bruine clignotante qui s'enhardie et propage une chaleur corporelle. Ils sont nombreux ces humbles anonymes, simples employés de services sans formation, qui, avec leurs cœurs, vont donner simplement du courage, de l'espoir, de la tendresse à des humains oubliés de tous, parias d'une société performante, avide, concurrentielle. Elle les oublie car ils ne sont pas sexy dans leurs blouses blanches boursouflées aux coiffes disgracieuses. Ils passent du fécal à l'urine oubliée d'un ascenseur, d'un prurit à un patient injurieux durant son lavage quotidien.

Lorsque intervient la fin de leurs services, ils ne sortent pas, ils s'évadent respirer la vie à pleines alvéoles. S'hydrater d'oxygène, boire de l'air, accumuler ions, protons du mouvement. Dans le cycle universel, ils sont par leur travail déposer sur un rouage plus lent. Leur vitalité n'est pas en phase avec les résidents qui s'accrochent aux rampes de bois des couloirs. Ils ont besoin de se réajuster par mimétisme avec le quidam extérieur. Le raisonnement tient aussi s'ils se trouvent dans un décor vierge d'activité humaine. La nature aux cycles plus lents encore semble figée. De son immobilisme apparent, l'humain imprime son propre rythme et n'a pas la désagréable impression de décalage avec un de ses semblables très âgés. Car le lent exaspère toujours le rapide.

Et pourtant de cette envie de vitesse, de progression, d'avancée, certains à l'extérieur pourraient se croire arrêter ; car, dans leur psyché, les vieux ont toujours étaient de l'âge d'Hérode et eux jeunes éternels. Paradoxe et présomption sont un pôle dichotomique de l'humain.

En marge et pourtant dans l'équipe, il y a l'animation assurée par une professionnelle plus quelques employés polyvalents. Elle dépose des fleurs au propre et au figuré par des jeux, de la musique, de la danse, des sorties, des repas, de la décoration, de la botanique, du jardinage. Parfois quelques bambins viennent d'une école avoisinante rencontrer ceux du grand âge. Choc et fusion du rouage rapide de la montre temporelle avec le ressort que les enfants possèdent sous les pieds et le plateau de la petite aiguille des anciens. L'enfant dans sa spontanéité traverse les codes sociétaux pour tisser des liens sans fard avec le vieillard. Lueur intense de bonheur dans la pupille de l'octogénaire et nonagénaire. Elle aimante l'énergie positive de ces ludions débridés et bondissants. De minuscules mains se posent sur des bras fatigués faisant naître une douce quiétude sur les visages à la peau fripée. Myriades d'étoiles éclairantes, une ancre quotidienne, paradoxe des mouvements, la jeunesse ralentit la vieillesse. Une onde de félicité baigne l'ensemble de l'humain dans des après-midi ou le temps se fige.

N'est ce point ici, la solution ? En finir avec la culpabilité que nous jette les différentes sociétés au sujet du délaissement des anciens, du fluide, de l'allégresse, du mouvement en juxtaposition avec l'immobile, le lent, la mélancolie.

Omission du calcul, ajout de lien, d'affect, de chaleur, Socrate contre Adam Smith, Diogène contre JB Say, l'empyrée opposé à l'ombre de Wall-Street. Aucun coût, point de comptabilité, point de dépense matérielle, oubli de la règle administrative, d'entrevues juridiques, déblayage des barrières sociales, juste du bonheur retrouvé.

Cette expérience n’est que trop souvent délaissée, trop ponctuelle, pourtant elle ne coûte rien à l'ensemble. Ce médicament n'a point quémandé de longues et onéreuses recherches, ni d'autorisations légales de mise en commerce. Cependant nous pouvons deviner le pourquoi car :

Dans la gratuité se lit l'épouvante du marché.

*

Je prends rendez-vous chez le dentiste de l'hôpital, un pour l'anesthésiste, plus le taxi. Le jour J, accompagné de mon classeur à onglets surchargés de toutes les autorisations et documents nécessaires, j'arrive à l'heure convenue entre la société de transport et la maison de retraite. L’automobile n'étant pas là je me dirige vers la chambre de ma mère, la pièce est vide. Redescendant les deux étages, je me heurte à l'infirmière cadre de santé d’une cinquantaine d'années qui vient de prendre sa faction.

- Mais le taxi vient de partir.

- Comment ça, il est parti à l'avance ?

-Ah je ne sais pas je n'étais pas là.
-Si vous n'étiez pas là, comment avez-vous pu le voir Cette situation est incroyable, il ne m'attend pas et s'en va sans m'avertir. Ce soir, j'en dirai deux mots au directeur.

Je cours aussitôt à ma voiture pour essayer de rejoindre le véhicule médicalisé. Au moment de franchir le portail, l'infirmière essoufflée me brandit une grosse enveloppe de papier kraft.

-Ah, ils ont oubliés le dossier médical mais il n'y a pas la carte vitale.

-De mieux en mieux, vous êtes la reine de la désorganisation.

-Oh, mais je n'y suis pour rien, ne me mettez pas la dedans.

Encore une adepte du « cépamoi » qui n'assume rien, à son âge ça devient pesant. Impossible de rattraper le professionnel à cause des radars. J'accentue ma pression artérielle derrière le volant et me traîne sur une trois voies où par endroit la limitation a encore était baissée lors de la proximité des bornes flasheuses. Enfin, dans le parking du centre hospitalier, je m'extirpe de la voiture et me mets en quête du service concernée.

Quelques pérégrinations plus tard dans le labyrinthe médical, je tombe au hasard d'un couloir sur ma mère seule. Toute joyeuse de me voir, pour elle, j'ai le pouvoir d'apparaître à n'importe quel moment et son cerveau a depuis longtemps refusé les enchaînements logiques. Incapable de savoir pourquoi elle était en ces lieux, elle se dirigeait tout bonnement vers la sortie. Le taxi l'a débarqué dans les locaux puis s'est esquivé n'attendant pas l'ouverture des bureaux d'accueils à huit heures.

Nous arrivons à l'heure pile devant le secrétariat, écœuré par l'irresponsabilité du chauffeur. Au même instant, l'Alzheimer de Jacqueline s'efface.

-Oh, le monsieur m'a donné ça ! Et de me tendre la carte *vitale*. Je pense que ce soir je vais avoir une profonde explication avec le patron de la société de transport dont je sens bien le type de conversation qu'il a eu avec son chauffeur.

-Dis-moi, tu prends la vieille à l'avance car je viens d'avoir une autre course, non, non, tu la largues et tu n'attends pas à l'hôpital, vas vite chercher l'autre client qui vient d'appeler.

S'en suit le débarquement au secrétariat du centre hospitalier des pièces d'identités, extrait du jugement de tutelle, dossiers médicaux, carte de mutuelle, décharges, justificatifs d'adresses, la secrétaire rentre les informations et scanne dans l'ordinateur, l'heure y passe.

-Et les radios ?

-Plait-il !

-Et bien vous n'avez pas fait les radios dentaires.

-Personne ne nous a indiqué de les faire même pas vous lors de l'entretien téléphonique.

-Ah, dans ce cas, il faut prendre rendez-vous, pour les effectuer et annuler la consultation du dentiste ce matin.

Derrière moi une salle d'attente s'est remplie de promeneurs aux couleurs vives habitants l'Espagne toute proche, amateurs de guitares et de Mercédès qui viennent entourés d'enfants porter chance à la célèbre médecine française.

-L'aiguille du compte tour dans mon cerveau passe instantanément en zone rouge.

-Je m'excuse mais je n'ai pas à pâtir de vos déficiences structurelles, ma mère a fait son temps sans jamais avoir une contravention, un rappel d'impôt ainsi que le moindre passage hors des clous etc, etc... Alors vous allez faire le nécessaire pour boucler les rendez-vous, radios, dentiste, anesthésiste aujourd'hui. Sinon nous restons devant votre accueil et personne ne pourra passer.

De la main, appuyé d'autres réflexions, je désigne la salle d'attente où les têtes se baissent.

Une autre secrétaire qui a suivi la scène intervient.

-Attendez, je vais voir ce que je peux faire.

Cinq minutes de diverses communications internes dans les différents services s'effectuent. Pendant ce temps Jacqueline à mille lieues de savoir pourquoi elle est là, s'étonne de mon énervement en rajoutant que ce n'est pas bien de crier puis elle me demande à partir parce qu'elle ne se sent pas en forme.

Je lui dis que tout va bien et que nous allons bientôt sortir. A cet instant la secrétaire m'interpelle.

-C'est bon, vous descendez au rez de chaussée à droite en sortant de l'ascenseur vous prenez le deuxième couloir et suivez les panneaux radios.

-Allez, maman, tu voulais partir, viens nous y allons.

-Ah quand même ce n'est pas trop tôt.

Arrivée dans le service, la préposée au *Panorex* enjouée invite la patiente à prendre place face à la machine, Jacky doit poser le menton sur une petite tablette, ne pas sourire, ne pas bouger, ne pas respirer.

Allez expliquer cela à un malade d'Alzheimer ajouté de troubles bipolaires et syndrome frontal. Il manque toujours une des trois injonctions de l'infirmière et pendant ce temps nous faisons le plein de radiations pathogènes.

-Mais pourquoi, tu ne veux pas que je respire, tu es devenu fou, j'en ai assez, ça suffit, je m'en vais. Elle m'agace celle-là.

-Ah non ! Nous ne partons que si tu retiens ta respiration sans bouger, c'est pour la photo, ça ne fait pas mal.

Enfin si mais on ne le sent pas.

Dix secondes de circulation pour l'appareil qui semble une éternité et la voix dans le micro à l'abri des rayons x :

- C'est bon je l'ai.

- Ouf ! Merci madame. Allez viens maman on remonte, mets ta veste, il fait froid.

-J'en ai marre de toutes ces bonnes femmes.

Réflexion assorti d'une jolie grimace. Quelques minutes après nous sommes dans le bureau d'un médecin anesthésiste qui prend connaissance du dossier.

Celui-ci au début de l'entretien me coupait la parole pendant que je répondais aux questions qu'il posait à Jacqueline.

-Attendez laissez la parler.

-Oh, mais, je vous en prie, faîtes-vous plaisir.

-Alors madame, avez-vous déjà subi une anesthésie ?

Silence ! Je regarde le plafond en sifflotant.

-Avez-vous déjà été opéré? Pas de réponse, je continue de siffloter.

Ce tournant vers moi.

-Apparemment c'est compliqué, je vais vous demander quelques renseignements.

Décrochant mon regard du plafond et le plongeant dans le sien.

-Pardon, vous me parliez ?

-Oui, qu'a-t-elle eut comme intervention ?

Une fracture à l'âge de quatorze ans et l'ablation d'un kyste aux alentours de trente-cinq ans.

-Vous avez la date exacte ?

-Dîtes -moi, je pense qu'il y a une logique qui vous échappe. Je ne suis pas son père j'étais enfant lors de l'opération de son kyste, encore heureux que je m'en souvienne et depuis le temps je pense que les séquelles de l'anesthésie sont passées, vous avez le nécessaire dans le dossier. Je peux vous poser une question ?

-Oui allez-y.

-C'est vous qui faîtes l'intervention ?

-Pas sûr, nous sommes trois.

Espérons que ce ne soit pas lui, me dis-je. S'ensuivent diverses décharges à signer. Allez, deus rendez-vous sur trois, il ne reste plus que la consultation dentaire.

Accueil chaleureux du chirurgien, échange verbal sur l'Océan Indien. Mais pourquoi êtes-vous rentré ?

-Il fallait bien, je ne pouvais pas la laissez seule.

-Ah mais elle n'habitait pas là-bas.

-Non, elle était sur la Côte d'Azur.

Tout en jetant un œil dans la cavité buccale. Ah oui je vois la molaire est à arracher. Il appelle son assistante et fixe le jour de l'intervention. La moitié du parcours est effectué, enfin.

-On s'en va dans l'Océan indien ?

-Hélas non maman.

Elle était née au pied d'un volcan d'Auvergne nommé Usson à la forme d'un petit Vésuve. En contrebas, l'Eau mère, un cours d'eau baignait la maison familiale qui n'était autre que l'école publique. Ses parents, hussards noirs de la république, crayons appointés et blouses grises façonnaient les futurs citoyens de la nation. La mère, grande et imposante, au regard laser indigo, officiait en sus comme secrétaire de mairie et régentait son monde d'une main de fer. Un sabre à ses côtés et elle aurait été maréchal d'empire à une autre époque. Femme parfaite, honnête, droite, il ne lui manquait que l'essentiel, la chaleur affective.

Mémoire infaillible, orthographe innée, permis de conduire en mil neuf cent vingt, elle organisait avec l'aide du receveur des postes le réseau de résistance local en ouvrant à la vapeur les lettres adressées à la

Kommandantur durant la Seconde guerre mondiale. D'autres nuits, couvertures par-dessus les rideaux le couple recevait les maquisards venus s'approvisionner en victuailles déposées par d'autres patriotes dans l'école. Pourtant, stupéfaite, un jour de se voir dénoncée dans une des missives émanant d'un parent d'élève. D'autant que l'époux, père de Jacqueline, était aveugle depuis le début de la guerre mais continuait avec abnégation son métier d'instituteur et ce jusqu'à sa retraite.

Matheux surdoué, capable de résoudre mentalement des équations contenant plusieurs degrés. Toujours à la recherche de raccourcis pour finaliser au plus vite, Thalès, Pythagore et consorts. Pestant contre le classicisme de l'algèbre qui faisait perdre trop de temps dans les calculs.

-Ah, si j'étais aux affaires, je pourrais faire bénéficier tout le monde de ces astuces. Regarde si tu prends « x » au lieu de le mettre là, inverse le, puis positionne « y » accolé au carré etc … A cet instant, mon regard décrochait vers un oiseau sur une branche ou une feuille bondissant par petits sauts dans l'herbe : les explications n'étaient plus qu'un fond sonore qui me berçait lentement, persuadé que cette matière toujours entrain de vouloir démontrer l'évidence de l'évidence avait été inventée par un groupe de pervers pour faire suer les gosses. D'autant plus que Thalès à force de mesurer les étoiles le nez en l'air c'était foutu dans le puits de son jardin.

Cette proéminence l'avait sortie d'une vie difficile et tracée. Petit, il partait à l'école sur les chemins poudrés par l'hiver Auvergnat, non sans qu'auparavant sa grand-mère ait jeté, d'un bref aller-retour, des braises ardentes à l'intérieur des sabots, ses chaussettes de laine crue qui gardaient la suie du mouton empêchaient ainsi l'eau de la neige fondante de pénétrer. L'été, il se partageait entre champs et bois délimités par ses deux villages familiaux de La Côt et la Fardethie dont les maisons de tuiles rouges abritaient des vignes en treilles, prémices d'un midi pas si lointain. Mois après mois, année après année il effectua le parcours classique des brillants élèves repérés par le maître, internat, ville, études puis école normale suivit du diplôme.

Ses élèves ne croyaient pas Robert Faucher aveugle, reconnaissant leur emplacement aux timbres de voix ils les interpellaient si l'un d'entre eux se laissait aller à quelques bavardages, ou une chaise bruyante indiquant un déplacement. Promenant dans l'allée, il pouvait situer les bureaux aux nombres de pas car ayant mémorisé les positions, il pointait avec sureté son index vers le récalcitrant.

-Et toi Fabien, peux-tu me dire qu'elle est la densité du granit ? Pierre dont se sert le père de Florent pour ses travaux.

Dans son système éducatif, tout était toujours en rapport avec le milieu environnemental pour susciter l'intérêt des matières acerbes. Mètre en main, la salle de classe servait à la géométrie, surfaces, volumes, diagonale, périmètre, les fenêtres pour l'explication des carrés et rectangles, le tuyau du poêle pour les cylindres et la compréhension des différences de température et des déplacements d'air, les plantes en bocal pour l'étude de l'évaporation etc...

A tour de rôle un élève était désigné pour balayer la classe, un autre pour vider la poubelle, un dernier pour garnir le chauffage à bois avec perspective des calculs de mètres cube qui s'amenuisaient. L'argent économisait en rapport à l'emploi d'un factotum permettait un voyage en fin d'année, visite de Paris, découverte de l'océan ou de la méditerranée, la formule avait été voté à l'unanimité, prémices formateur de la démocratie participative, la seule vraie.

Chose impossible de nos jours en regard des réglementations. Ils étaient seulement deux adultes pour deux classes pourtant aucun débordement, ni incident n'avait lieu. Si, une fois au cours d'un voyage, un intrépide avait trouvé original de se positionner de l'autre côté des rails du métro parisien en faisant l'intéressant devant les affiches publicitaires. L'épouse s'en était alors le vacciner, traversant par les escaliers à grandes enjambées, elle l'attrapa d'une main ferme puis par le bruit de la gifle assénée couvrit l'acoustique habituelle de la station. A cette époque il n'y avait pas que les maths à détenir des raccourcis, le circuit pédagogique, aussi.

Pendant que le vol noir du corbeau survolait les plaines Françaises, ainsi que l'écrivait Kessel, la petite Jacqueline observait se couple paradoxal tenant dans ses bras sa petite sœur. Son rôle, à partir de quatre ans, sera de se positionner le soir venu devant les rideaux en appuyant sur la couverture qui les doublaient afin qu'aucun rai de lumière ne filtre vers l'extérieur. Son petit œil vert émeraude se frayait une vision au travers d'un trou aménagé pour avertir d'une patrouille allemande. Les invectives de la mère étaient foudroyantes en cas de bruit ou de tirage intempestif du tissus, les gifles pouvaient pleuvoir.

Pourtant, un soir en début de veillée, une voiture noire s'arrête devant l'école, quatre silhouettes en uniforme en descendent. Le receveur des postes en route vers l'établissement scolaire avec les lettres va traverser la place éclairée, tous sens aux aguets quand deux chats se poursuivent en miaulant. A l'intérieur de la cuisine Jacky a donné l'alerte, la marmite dont la vapeur allait décoller les lettres sert à alimenter avec de l'eau froide une grande bassine. La petite sœur est plongée prestement à l'intérieur pendant que la grande monte sur les genoux du père qui lui prodigue câlins et baisers au moment où tambourinent les coups à l'ouverture du bas.

La mère rigide et fière va ouvrir la porte d'une façon quelque peu théâtrale. Choc des pupilles, éclairs des iris lapis lazulites, mâchoires carrés en avant, Francs contre Germains depuis mille ans. Sans un mot l'officier monte les marches arrive dans la cuisine, balaye la pièce d'un regard métallique, son cerveau enregistre la scène par séquence, les deux filles pétrifiées, le mort regard du père, l'odeur du savon. Il se dirigeant vers l'âtre tout en faisant signe à ses soldats, au geste, ces derniers fusil en travers de la poitrine inspecte la maison. La veille les maquisards avaient emporté le stock de provisions, la tension est grande car l'employé de l'administration postale va arriver. Impassible la mère au masque de fer ne laisse rien paraître, l'officier rompt le silence en posant plusieurs questions dans un français guttural glaçant, l'eau du bain doit même en refroidir. La matriarche répond calme et bras croisés, la tension s'éternise, les militaires doigt sur la détente attendent impassibles et disciplinés ; Le gradé grommelle quelques choses à l'attention de ses soldats qui doit ressembler à un « encore une fausse dénonciation par vengeance ». Le bruit des bottes décroit dans l'escalier, les portières de la voiture claquent et le bruit du moteur remet de l'oxygène dans la cuisine. La question se pose quid du receveur, qui n'est pas apparu, a-t-il était enlevé, peut-être interné à Issoire ? La nuit est longue et ce n'est qu'au matin que le couple verra la Poste s'ouvrir normalement. L'homme du courrier avait entendu les quatre portières claquer avant de traverser la place et s'était figé en apercevant les hommes en arme monter l'escalier. Prudemment il avait rebroussé chemin, lui aussi se demandait ce qu'il allait advenir de la petite famille dans l'école. Il embrasse avec joie le couple sur les marches du bureau, aux yeux de tous cela peut ressembler à un banal salut matinal.

Cependant, le mauvais rêve continue, le soir même, deux voitures s'arrêtent encore sur la place devant la maison opposée à l'école, en sus des soldats deux civils en longs manteaux de cuir sombre coiffés de chapeaux les précédent. Une fois de plus les petits yeux de Jaquotte, surnom donné par la mère, alerte le foyer, la maîtresse de maison risque un regard et se tourne vers le père dévastée.

- Mais ce n'est pas vrai, ils vont chez Mme D..., elle n'y est pour rien, ne fait partie d'aucun réseau. Je m'en vais les trouver et leur dire ce que j'en pense.

-Sur ce le père, cet homme doux au pas qui semble reculer en avançant, se hâtant toujours lentement, bondit de son siège.

-Mais tu n'y pense pas, ils vont t'arrêter, tu as deux enfants et moi qui suis aveugle. Que va-t-il advenir de notre famille.

Malgré tout, la mère est lancée, son truc est de combattre le dragon. Diane chasseresse à la crinière rayonnante. Elle se dirige vers la porte ; seulement, c'était sans compter la géométrie dans l'espace intégré au cerveau du mari, habitué qu'il était à se mouvoir dans les ténèbres quotidiennes. Il se propulse en évitant tous les objets et meubles paramétrés depuis longtemps dans son hyper-céphalée et la bloque sur perron. Doté d'une force peu commune, ses bras lui permettent d'enchaîner deux montées de cordes à l'équerre, il soulève donc la grande carcasse d'un troisième ligne de rugby pour la déposer au centre de la cuisine. Après quelques conciliabules l'épouse reprend la raison, pourtant de l'autre côté du square la milice emmène la pauvre femme pour un interrogatoire plus poussé à Issoire distant de quelques kilomètres de Saint Rémy de Chargnat.

Le jour, Jacky et sa sœur n'avait pas le droit de sortir de l'école, de peur que leurs conversations ne trahissent les activités de la résistance. Une enfance dans l'enceinte scolaire avec comme horizon la cour garnie de ses hauts murs, prémices d'une maladie qui durera une vie. Jacqueline subit, sa sœur se révolte ce qui est plus sain mentalement. Par-dessus, se greffe conjointement aux restrictions alimentaires une lubie diététique de la mère qui bannit les protéines animales des repas, sauf à de rares exceptions. Si les régimes sans viande peuvent être remplacés avantageusement par des compléments, encore faut-il les introduire dans les menus.

Donc la douce petite aux yeux de Jade biaise. Quand les parents sont à la sieste, elle se glisse jusqu'à la rivière en bas de l'école en suivant la berge jusque sous un pont non loin du domicile. Accroupie à l'abri d'une branche de noisetier, elle casse le fond d'une bouteille pour la remplir d'appâts et de petits cailloux, puis le récipient au bout d'une ficelle est jeté dans le courant. Seulement la marée chaussée veille, sa sœur qui fait le guet la tire par la manche, pendant que les hirondelles regardent au-dessus du parapet elles se font toutes petites dessous.

Il n'y a plus qu'à prendre son mal en patience et souvent quelques vairons ou autres vont s'enfermer dans le piège. Elles ont aménagé une petite cabane au bord de la rivière sous un marronnier rose, alors fièrement avec sa sœur, elles font cuire leurs prises dans des ustensiles de jeux que forment une dinette, ce seront pour elles les meilleurs poissons du monde. Si, par malchance, la pêche ne donne rien elles feront du barbotage à l'aide d'une bassine en zinc improvisé en canot mais aujourd'hui la journée se trouve fructueuse et puis ce soir, tonton Jean sorti du maquis vient rendre une visite.

*

Cet oncle c'est son dieu, grand il dépasse les allemands d'une tête, carrure imposante, regard bleu vrillant. Il s'est évadé deux fois des camps de prisonniers allemands. Inspecteur de l'éducation nationale en Afrique, il trinque souvent avec Léopold Ségar Senghor futur président du Sénégal, vole avec Mermoz qui lui fait de la glace pour le pastis avec son avion. Le procédé consiste à remplir et accrocher des bidons d'eau à la carlingue de l'appareil, l'ascension et la rencontre de l'air froid font le reste.

Mais cette époque est révolue, Jean, surnommé Vercin dans la résistance, traqué, se cache dans les bois, cette nuit il a fait beaucoup de kilomètres pour venir voir sa sœur et toute la famille. Ainsi il finit par arriver et cache son pistolet mitrailleur Sten avec les grenades dans un endroit aménagé sous l'escalier. La mère ne veut pas que ses enfants aperçoivent des armes, s'ensuit un long conciliabule sur les autres réseaux et radio Londres. Le père à la mémoire d'éléphant et l'ouïe fine qui permettent d'écouter les sons inaudibles car souvent brouillés, répète mot pour mot les phrases codées adressées aux différents maquis .Pourtant l'oncle ne doit pas s'éterniser surtout qu'au retour il est chargé de provisions, le lyophilisé n'existant pas en commerce, ce sont de rustiques bocaux garnis de différents pâtés et légumes secs qu'il doit porter pour les nombreux ravitaillements de ses compagnons de combats.

Avant de partir il fait une bise aux enfants endormis. Jacquotte comme il l'appelle, l'adore car c'est le seul qui en impose à la mère. Toujours fourrée entre ses pattes, elle trouve son paratonnerre loin des foudres matriarcales.

Il se met en route néanmoins, sa marche va être longue, il doit échanger quelques mots avec ceux du maquis forézien distant d'une quinzaine de lieues dont le beau frère du père fait partie, chacun faisant une partie de la distance. Le sac lui scie les épaules pourtant le ciel dégagé lui permet une visibilité avantageuse facilitant sa progression.

Ainsi des plaques de neige en bordure balisent sa route de leur réfléchissements. L'air est vif, cela en serait presque agréable si ce n'était les circonstances, Vercin est en pleine possession de ses moyens et sa grande silhouette avance d'un pas rapide.

Soudain, à proximité de Sauxillanges pointent deux faisceaux de lumières caractéristiques des phares obturés en code. A cette heure, point de noceurs, les personnes dehors sont soit des allemands et miliciens ou des partisans. Hors ces derniers n'utilisent pas de lumières, la conclusion est vite trouvée et se termine par un saut dans le talus suivie d'une esquive dans le bois proche. Auparavant, Vercin a eu le temps de couper une branche de genêt pour balayer les deux empreintes de son bond qui auraient pu le trahir puis il dépose son sac sous un buisson. Il vaut mieux être allégé pour courir au cas où et tant pis pour l'alimentaire, surtout que le sac n'est pas sûr d'être trouvé et pourrait être récupéré quelques temps après.

S'embusquant dans un fourré il attend, de toutes façons pourquoi cette voiture s'arrêterait là, il ne peut pas s'être fait remarqué à moins d'une dénonciation toujours possible ; mais, très improbable, les collabos ne pourraient pas savoir son emploi du temps. Sauf une razzia dans le camp des maquisards suivi d'une torture par la gestapo qui aurait fait avouer l'agenda par les prisonniers.

L'on pense souvent au pire dans ses moments-là, seulement le rejet des coïncidences vous sauvent souvent la vie dans la clandestinité ou le monde parallèle.

Le bruit de l'automobile approche ainsi ses phares pointent franchement vers le ciel indiquant le saut d'une petite butte. Cela se précise, la voiture bascule, descend, à moins de deux cent mètre un rapport de vitesse de rétrogradation vibre puis les derniers mètres. Stupeur, un crissement de frein retentit et le véhicule s'immobilise. L'odeur minérale de la neige épicée de lichen est palpable, Jean, muscle bandés, ne sent plus ses extrémités engourdies.

La portière avant du conducteur s'ouvre moteur ronflant, la silhouette vert de gris d'un soldat en descend, l'oncle retiens son souffle pendant que l'homme traverse pour se positionner face au fossé. Dix mètres des traces de pas les séparent puis l'allemand écarte ses jambes debout pour soulager sa vessie, accompagné d'un grognement de satisfaction. A l'intérieur, une invective fuse de la part du supérieur où il est question de freiner l'abus de bière.

Soulagement au démarrage suivi d'une diminution des pulsations cardiaques, Jean reprend sa route, engourdi par le froid. Il ne sera plus incommodé jusqu'à son arrivée, si ce n'est une bronchite naissante au petit matin. Les partisans ne pourront lui allumer de feu de peur de signaler leur présence, il se couvrira en s'aspergeant d'essence de térébenthine, le repos fera le reste.

*

Le printemps apparaît : Adolphe, sinistre pantin de l'empire, tient toujours le pays sous sa botte en esquissant ses projets constitutionnels de nouvelle europe avec son compère Walter.

C'est Dimanche, Jacky est contente car elle échappe enfin aux murs prisons pour se rendre chez sa grand-mère d'Issoire. La famille avec la petite sœur dans la poussette se met en route pour s'affranchir des huit kilomètres de distances, à travers champs et pâturages, quelques brebis, tâches de coton dans la chlorophylle, animent le paysage.

Au détour d'un lacet, un veau tète sa mère pendant que celle-ci se goinfre de sel et d'herbes tendres. Plusieurs primevères, appelés localement coucous, éclaboussent de leurs jaunes lumières les petits prés harmonieux. La compagnie s'arrête pour un brin de cueillette. Les fleurs rassemblés au centre d'un disque en carton avec une ficelle passée entre pourront confectionner un jolie pompon qui sera laissé chez la grand-mère en cadeau.

La grande place du marché s'offre à leur vue, aujourd'hui point de bestiaux à la vente, l'espace lui paraît plus grand dans ses pupilles d'enfant, elle sort le visage irradié de bonheur de se faire serrer dans les bras de son aïeule. Impatiente du départ de sa mère qui doit finir de multiples tâches administratives municipales ainsi que la correction de copies.

Tout à son bonheur, elle rentre dans la pièce qui embaume la daube marinée et le chocolat, choses interdites à la maison et qui plus est quasiment introuvable en ces temps d'occupation. La filière proviendrait d'Argentine et d'Uruguay pour le chocolat quant à la viande, dans les campagnes, c'est une chose plus aisée.

Et puis dans l'école sous un préau transformé vivait dans leurs clapiers une colonie de lapins. Jackie et sa sœur, chargées de l'approvisionnement en fourrage, câlinaient avec amour les lapereaux, charmantes boules de poils. Transfert affectif qui éludait le manque, image qui restera toute son existence chez Jacqueline, d'ailleurs quand elle vouera de la tendresse à une personne ce sera toujours son petit lapin. Parfois ils s'échappaient et c'était une cavalcade effrénée à l'aide de planche pour les bloquer contre les murs, pris par les oreilles gigotant de leurs pattes, ils se retrouvaient casés tant bien que mal dans leurs clapiers.

Jacky trouve aussi une affection avec sa grand-mère qui palie sa déficience quotidienne, cette dernière lui apprend couture et repassage, l'hiver a été rude malgré les glissades sur la rivière gelée. La mère pour endurcir son monde avait pris l'habitude de bain dans l'Eau-mère givrée, suivie de vigoureuses frictions à la sortie ou de gant de toilette glacé maintenu sur le visage en cas de pleurs. Cryogénie approximative qui détient peut-être de bénéfiques effets mais qui laisseront des séquelles au sujet de l'eau froide.

-Tu es la plus grande, tu dois montrer le bon exemple.

Phrase serinée jusqu'à la nausée par des parents aux méthodes éducatives spéciales.

Le nombre d'années passent lentement, guerre à l'extérieur, coercition au foyer .Un jour le père l'oreille collée au poste, entend Verlaine :

-Les sanglots longs des violons de l'automne blessent mon cœur d'une langueur monotone.

Le code de la résistance est enfin lâché. Le visage grave il se tourne vers sa famille.

-Ca y est, ils ont débarqués.

Mais tout cela est encore abstrait. La résistance s'enhardit, plusieurs sentant le grand largue approcher, la rejoigne. Charles avait demandé qu'elle soit un second bureau de renseignement et surtout de ne pas engager d'accrochages avant le moment venu. La faiblesse d'équipements jouait trop en défaveur des maquis. Les autres factions voulaient plus de combats malgré les représailles de vingt français exécutés pour un allemand tué. Leur raisonnement était que l'injustice souderait le peuple, la haine rendant une nation invincible, ce qui n'est pas faux.

L'armée de l'ombre rend d'immenses services par les sabotages et les informations, soit verbales ou photographiques, si bien qu'Ike estimera sa force à une dizaine de divisions

En attendant, les parachutages tachent de leurs blanches corolles les nuits claires. Les feux s'activent au balisage des zones de réception. Les toiles récupérées feront de belles chemises de soie. Les coups de mains augmentent, la répression aussi. Le résistant souvent muni d'un fusil de chasse voire d'un pistolet mitrailleur Sten, pétoire à tirs courts qui s'enraye une fois sur deux se trouve en désavantage face à des soldats de métier équipé de Mauser, FG 42 et différents véhicules blindés.

La réussite des accrochages résident dans la rapidité, la connaissance du terrain et l'effet de surprise. Seulement le lendemain gare, rafles dans les villages, pelotons d'exécution pour des hommes choisis au hasard. Meuniers jetés dans leurs puits, boulangers brûlés dans leurs fours, maisons incendiées, voire villages entiers, Tulle paie un lourd tribu quatre-vingt-dix-neuf personnes seront pendues aux lampadaires de la ville.

A Chargnat, Jacky et sa sœur elles aussi assistent incrédules à l'incendie d'un village voisin, elles ignorent que le pire est à venir. Plusieurs camions allemands vomissent leurs soldats qui encadrent l'école. De la paille est répartie en son pourtour avec de l'essence, l'envahisseur veut se venger et le recoupement d'informations le conforte dans sa haine. Cette famille doit périr dans les flammes, elle échappe depuis de trop nombreux mois à leurs investigations et les tords faits à leurs militaires. La gestapo a fourni une enquête accablante à leur encontre. Les ordres ont été donnés, les parents et leurs deux filles doivent périr carbonisés. Les soldats pistolets mitrailleur aux poings positionnés sur le pont proche empêchent toute retraite vers la rivière.

Alors, le père prend ses deux enfants et les descend à la cave à toute vitesse, il se souvient que le monoxyde de carbone n'aime pas stationner au ras du sol et puis il se dit que la dallage de pierre fera un coupe-feu efficace, si les flammes parviennent on pourra toujours l'arroser à l'aide de bouteilles de cidre voire de vin, protection dérisoire. Peut-être la chaleur les fera périr mais que tenter en si peu de temps ? Dans leurs toutes fraîches mémoires, ils voient le sinistre de la commune voisine, image qui marque une vie.

La guerre fait bien vite vieillir l'enfance.

La mère veut rester à observer derrière sa persienne du deuxième étage et rien ne peut la décider à descendre, si l'incendie éclate, elle pense avoir le temps de se glisser jusqu'en bas. Sombres instants d'impuissance d'un couple dont le mari est handicapé flanqué de deux fillettes. Tant de souvenirs palpables remontent à la surface, sous les yeux de l'institutrice le jardin jouxtant l'école jusqu'à la rivière déroule ses platebandes impeccables aux sillons tracés aux cordeaux. Le père s'en sert de guide, la pointe de bois une fois enlevé est remplacée par une fiche de noisetier ou frêne fendu au milieu avec le carton indiquant le nom et l'espèce des légumes. Puis le bâtonnet fait office de guide aux bois du cordeau mis à plat procurant la mesure nécessaire à l'espace entre deux sillons. Les cassissiers vont bientôt donner pense-t-elle ensuite les groseilliers qui servent aux jeux de cache-cache à ses filles, vont-elle pouvoir les ramasser ? Sous le préau cimenté les anneaux de gymnastique sont immobiles Jacqueline n'y tourne plus autour. Scène anodine du quotidien qui paraissent à des années lumières et qui sont maintenant des images heureuses.

Le bonheur, c'est l'absence de malheur.

A l'angle opposé de la bâtisse, un soldat craque l'allumette fatale, la paille s'embrase, les flammes montent, crépitent, dans quelques instants ce sera fini, tenter de sortir et mourir d'une balle peut-être serait mieux qu'une lente agonie de souffrances.

La vie, les planètes sont arrivées par une succession de coïncidences illogiques, la matière devait s'annuler avec l'antimatière en rayonnement gamma mais hasard il resta un peu plus de l'une et par les processus improbables de la soupe cosmique nous sommes arrivés à sentir des fleurs.

Un nouvel officier de la Kommandantur survient dans la place à toute vitesse, un ordre incompréhensible claque, guttural. C'est la ruée des soldats dans les camions qui démarrent laissant la gomme sur le goudron. Ils ont dû avoir des informations sur la venue de troupes mixtes maquisards alliées à leur encontre qui sait ? L'air humide, un coin de paille moins sec ajoute à la chance, la Wehrmacht partie .Tout le monde se rue pour éteindre l'incendie, des voisins aident, une chaîne de seaux se finalise, l'antique pompe à bras s'installe, de vaillants bras actionnent l'ensemble, d'autres retire le fourrage non encore brulé enlevant du combustible à l'incendie, il faut insister sur la terre gorgée d'essence, au bout d'un temps infini les hommes arrivent à tuer le feu. Les murs d'enceinte ont fait barrages aux flammes, la famille est indemne.

Le roi Jean, général point encore maréchal, débarque à Toulon ainsi le Germain reflue à l'inverse du courant Rhodanien. L'épuration s'invite, des personnes reconnues ou même pressenties coupables, jugées par des tribunaux populaires seront exécutées. Certains impliqués jusqu'au cou se voit projeter de poteau suspendu par les pieds, la tête venant s'éclater sur le sol. Le premier des collabos, l'homme à la cravate blanche sera fusillé à Fresnes, un an plus tard.

La mère qui détenait le nom et forcément l'adresse de la délatrice qui l'avait dénoncé à la Gestapo, aurait pu jouer de son influence aux seins des réseaux pour exécuter une vengeance. Mais ce n'était pas dans sa nature, il fallait dit-elle tourner la page son devoir ayant été accompli. Elle ne demanda pas même de médaille. Considérant que nombres d'entre elles attribuées à tords et à travers en dénaturaient fortement leurs valeurs.

La population, en liesse après ce long hiver, sort dans les rues. Les panneaux en allemands pourtant moins nombreux que ceux anglo-américains d'aujourd'hui sont arrachés. Rappel d'une évidence constitutionnelle et d'une unité, la langue de la France c'est le français. Les bals spontanés se forment, il fait beau et les filles sont en fleurs. AMGOT tente de s'imposer lorsque Charles fait barrage à Bayeux, ce ne sera que partie remise. La nourriture est encore rare mais le corned-beef arrive en échange de diffusion cinématographique sans limite.

Cependant, les années d'après-guerre voient la famille au cours de l'été chemine sur les routes de France peu encombrée à l'époque. Bien des semaines avant le branle bas de combat, la mère aux commandes note et re-note sur des fiches la liste des choses à faire avant de partir et en oublie toujours le jour J, rattrapé par le père bien forcé à ne point écrire mais qui lui n'oublie rien.

S'ensuivent une série d'invectives et réparties qui mettent en joie les enfants pour une fois point concernés et se planquant pour ne pas attirer l'attention.

La grande remorque de bois au contenu logistique d'un camp romain, tentes, piquets, cantines, douches solaires, vaisselles et ustensiles de cuisines en aluminium ou émaillés, le plastique étant encore rare, est attelée à la vaillante 402 .

La mère relit les fiches, le père prévenant s'empare des clefs, s'occupe de la pression des pneus, ses filles lisant le manomètre, puis vérifie si la roue de secours est en place. L'ensemble peut démarrer, tous les passagers s'entassant sur la banquette arrière. Défense de parler sans autorisation, les cours académiques lourds et boursouflants continuent en chemin avec une pluie de questions.

- Vois-tu, les genêts là, ils ont tant de pétales donc quel en est l'espèce ?

-Nous roulons depuis quatre heures à quatre-vingt kilomètres heure, la borne indique Périgueux à 25, dans combien de temps arriverons nous ?

-Ce château a été construit à la fin du Moyen Age, c'était quel siècle ?

Attention, si l'esprit vagabonde ou si les yeux se ferment, le rappel à l'ordre est instantané.

-Elles ne font pas attention, rien ne les intéresse. Le pécher là bas c'est de la famille de quel arbre ?

-Regardez là le geai et puis l'épervier là-bas ! C'est quelle espèce l'épervier ?

-Rapace !

-Bien, et quels sont les oiseaux composant la famille des rapaces ?
- Et quel est leur régime alimentaire ?

-Vivent-ils la nuit ou le jour ?

-Et maintenant, citez-moi ceux vivant la nuit. Très bien !

La mère se trompe de direction, tempête un peu, lâche deux ou trois invectives.

-Ah la la, mon pauvre père tu ne peux pas t'imaginer cette carte. Tu crois que c'est facile.

Celui-ci tente de glisser une opinion.

- Et si nous demandions.

-Non, ce sera bien comme cela ! Et de balancer la carte grande ouverte sur les visages des trois infortunés de l'arrière tout en débrayant, première enclenchée.

Ça repart.

-Les chevaux combien y en a t-il de sortes ?

- Pouvez-vous me citer les chevaux de traits ?

-De quelles familles font partie les moutons ?

- Et les chèvres ?

- Comment fait-on le fromage ?

-Quel est le nom des maisons de montagne dans lesquels ils sont affinés ?

--C'est en quelle saison ?

Donc c'est la saison des framboises et l'on peut faire des confitures. C'est le procédé de stérilisation, à combien de degrés la conserve est-elle stérile ?

-Quelle est la différence avec la pasteurisation ?

- Connaissez-vous la pression d'un bocal stérilisé ?

En fait de vacances, elles n'étaient que calendaires. Les murs de l'école continuaient à l'extérieur, blockhaus psychique constitué par la formule éducative. Jacky pensait aux fois où elle empruntait le vélo du maire de Sait Rémy à son insu pour apprendre à pédaler ; celui-ci s'entretenant des choses et d'autres avec sa mère secrétaire de la commune.

A la suite de quelques étapes, la plage arrivait enfin. Une autre partie s'engageait, l'élévation du camp. La toile de tente étalée sur le sol, chacun allait avec sa sardine, sauf la mère qui supervisait, tout ne s'empêchant pas d'houspiller et de vitupérer. Le père hardi soulevait le mat central en ahanant.

- Et là, est ce droit ?

Cela ne l'était jamais assez, pour la mère.

-Ouh ! Mais mon pauvre père, tu n'y es pas ! Cela penche complètement sur la gauche.

Effort de ce dernier dos courbé.

-Et maintenant ?

- Oh, mais c'est bien trop à droite voilà tout ! Hum ! Non là c'est trop de l'autre côté ! Trop devant.

Le père suait et se démenait en grognant sous la bâche effectuant un bon sauna. La parodie se poursuivait une grande partie de l'après-midi au milieu des cantines. Le manège recommençait avec la cabine de plage dont l'armature métallique se grippait dans le sable. Quelquefois quelques gifles s'envolaient et Jacqueline gardera toujours le camping en calvaire n'y touchant plus de sa vie.

*

L'école primaire finit : Jacquote s'en va à Clermont suivre son internat. Le bâtiment noir aux murs austères dans cette ville basaltique l'accueille. Aussi, l'intendante, un Javert au féminin, impose un cadre strict en rajoutant des règles rigides à des pensionnaires qui peinent à trouver un certain bien-être. Engluées dans des dortoirs flanqués de lits de fer, mitoyens aux sanitaires garnis eux par des lignes de lavabos faïencés.

L'eau glacée aux aurores réveille son monde, pour Jacqueline elle est douce est tiède, l'enceinte éducative lui paraît un espace de très grande liberté. Tout est nouveauté, l'ambiance, les matières, les enseignants qui changent chaque heure, les contacts humains, elle s'accomplit, jongle avec les mathématiques, un peu moins avec la poutre de gymnastique, se fracture la jambe, apprend le latin, le grec jusqu'au baccalauréat, passe certains concours administratifs. A la réussite de quelques-uns, son père la conseille de prendre l'éducation nationale, comme ça lui dit-il tu seras près de nous, la nomination étant départementale.

Surtout pas ! Finis la lessive les genoux dans une caisse en bois pour rincer le linge dans la rivière, le repassage et le ménage en guise de jeux depuis la plus tendre enfance. L'enfermement dans une malle en bois au grenier en guise de punition.

Quel est celui qui m'enverra le plus loin s'interroge-t-elle ? Les postes à Lille ? Parfait, ce sera celui-là. Si Napoléon avait gagné à Waterloo et la France restait à plus de cent trente départements peut-être aurait-elle finie à Amsterdam., voire Moscou s'il n'y avait pas eu le Typhus et la Bérézina.

Etre la plus distante du foyer familial afin d'acquérir son autonomie financière devient la première nécessité pour elle.

C'est une salvatrice délivrance, salaire initial, scooter italien, foulard sur les cheveux à la Sophia Loren sur un air de Dolce Vita. Dès que son emploi du temps le permet, elle sillonne et traverse la France jusqu'au sud en compagnie d'une amie de travail. Elle voit le pays autrement et se reconstruit pas à pas. La mode des premiers appareils photos Leica fait fureur, inquiétude de l'attente au tirage et joie de la réussite au développement.

Elle s'étourdit dans les bals des dimanches après-midi et danse sur une liberté retrouvée. Elle chérie la méditerranée et ses multiples rivages aux criques originales toujours différentes pourtant proches, le Var la fascine par les zinzolins du massif des Maures et Esterel s'associant aux eaux cobalts et sa floraison explosive ajoutées de plurielles senteurs.

Ainsi aux détours des chemins, les villages fortifiés, souvenirs du moyen-âge, peuvent se couvrir de fleurs jusqu'à Nice, l'un d'entre eux mondialement connu la berce de ses fragrances. Jusqu'à tard dans sa vie, elle sacralisera la plage de l'Estagnol et ses forêts de mimosas poudrées.

Plus loin au sud, elle suspendra son vol sur la place ombragée de platanes à Cerbère, rencontres sur des notes de sardanes, union puis quelques mois suivants, je pointais le nez.

*

S'accomplissant avec ardeur dans son rôle, levée à cinq heures poussant le landau pendant des kilomètres pour me déposer à la crèche, elle poursuivait jusqu'à son travail. Ses années éreintantes seront quand même stabilisatrices et peut-être les meilleures, même si turbulent je jette pot de fleurs, tenaille et marteau sur les passants six étages plus bas. Tout en tentant de les récupérer en enjambant le balcon. Mon paternel alerté, grillage immédiatement la loggia et cours étendre la police d'assurance.

Que nenni, un instant d'inattention, je grimpe au-dessus du frigo sans même savoir marcher. L'air de l'extérieur me ferait peut-être du bien pense-t-on ? Cela se termine par des descentes d'escaliers en vélos à quatre ans. Curieux de nouvelles expériences, je décide d'attacher la bicyclette d'un camarade par le guidon pour dévaler la pente en contrebas de l'immeuble. L'une des roues avant percute l'autre et s'en suit un saut périlleux de nos personnes accompagnés de plaies et bosses.

A l'école, la cour de récréation interdit les jeux de balles ! Dans quel esprit peut-il germer un acte aussi prohibitif ? Quelle connaissance de l'enfant le professionnel possède-t-il ? A-t-il lu de mauvais auteurs, vécus des périodes difficiles, connu la famine ou la peste ?

A-t-il tenté la planche de fakir ou s'est-il fait arracher les dents sans anesthésie ?

Priver l'enfant de jeu, c'est l'amputer, le brimer, l'enfermer. Celui -ci au dehors se défoule, Marseille réserve encore à cette époque des bouts de campagne bucolique où les vaches paissent aux pieds des barres d'habitations.

Seulement le bulldozer apparaît assez tôt offrant par ailleurs d'autres fantastiques terrain de jeux. Ici c'est une construction d'une trois voies avec la pose d'un réseau d'évacuation des eaux usées qui nous occupent. Les buses sont ponctuées tous les soixante-dix mètres de tours carrés jumelées qui soutiendront les plaques d'égouts une fois l'ensemble remblayé.

Chaque tour jumelle est un château fort que nous devons défendre, nous nous lardons donc de jets de pierres, chacun essayant d'attraper la tête de l'autre. Auparavant il fallait barricader le bas de la construction car l'adversaire pouvait s'immiscer afin de déposer des pétards à mèche. Les détonations se répercutaient avec fracas dans les tuyaux et le soir nous rentrions avec les cheveux à l'odeur accusatrice de poudre.

Plus tard, dans les travaux nous découvrons des tubes de PVC rigides, modifiés par chacun ils serviront efficacement de sarbacanes. Des bandes de papier journal enroulées en cornet forment un inépuisable stock de fléchettes. Volets entrebâillés nous jouons aux francs-tireurs, un camarade au souffle de cheval parvint à dépasser les neuf étages verticaux.

Les pliages papiers continuent donnant lieu à la confection de bombes à eaux. Ainsi lancées avec dextérité, toujours du sixième ou septième étage cela dépendait de chez quels camarades les parents étaient absents, il fallait calculer la vitesse d'un deux roues passant en contrebas sur la trois voies avec la parabole du paquet remplit d'eau. Quelle euphorie quand les deux trajectoires se croisaient.

Imaginez la tête du conducteur, le casque n'étant pas obligatoire en cette époque, quand il se prenait à cinquante à l'heure le paquet d'eau en pleine poire. Il eut même une variante à l'aide de sachet plastique remplit de sauce tomate.

*

De grandes doses de Rugby, ski et natation me sont prescrites afin de canaliser l'énergie. Je ne goutte guère à la dernière discipline qui endort à coup sûr, quand elle n'entraîne pas la rhinopharyngé à cause des cheveux mouillés à la sortie de piscine en hiver. En revanche, le car de ramassage qui nous emmène sur les terrains du ballon ovale le mercredi est attendu avec impatience. Diverses boules puantes à l'intérieur sont testées et bien sur la projection diverses et variée d'objets qui s'y prêtent. A l'automne se sont les marrons d'inde. Le fruit sphérique et brillant invite au lancer, les vitres coulissantes du car, la climatisation étant encore une utopie, font office de meurtrières adéquates.

Le plus beau tir fut exécuté par un voisin qui ajusta de si belle manière un cyclomotoriste sur son front que le fruit fît un bond en hauteur égal à la distance de projection. Ce dernier rebelle ayant identifié l'origine du jet se mit en quête de nous poursuivre et de rattraper le car bloqué par un feu de circulation un peu plus haut dans la montée. Le conducteur à grand coups de pédales aidait son vélo Solex qui n'était pas à son avantage dans les pentes. Nous rentrions dans nos sièges sachant qu'il irait interpeller les dirigeants ignorant les méfaits qui se tramaient dans leurs dos. Le feu passa au vert in-extrémis. Ouf !

Un autre acolyte plus retord apportait des pétards en les lâchant au moment du démarrage aux pieds des passants. L'explosion surpris une fois deux ménagères en pleine conversation rentrant tardivement des courses. La bourse de papier contenant l'engin avait chu dans un des cabas, tous les protagonistes dans le véhicule qui redémarrait, attendaient avec impatience la détonation. La mèche pouvait avorter, nous pensions d'ailleurs que c'était le cas. Le bruit et le résultat dépassèrent nos espérances, la personne avait relâché son panier dans une gerbe de fruits et légumes multicolores. Les deux commères piaillaient en agitant leurs bras en tous sens semblables à deux marionnettes électriques sans savoir réellement ce qu'il venait de se produire.

Quelques temps après notre camarade arrêta le rugby à notre grand désespoir. Seulement il fallait changer de tactique, les dirigeants prirent l'habitude d'observer ce qu'il se passait à l'aide du miroir de courtoisie et comme le responsable était mon père la punition aurait été doublée.

Le trajet étant trop long pour pouvoir rester calme plus d'une heure, des pistolets à eau déjà testés en classe firent leurs apparitions. Rapides, silencieux, ils permettaient de longs jets sans mouvement détectable à la vue des adultes, masqués qu'ils étaient par les dossiers des sièges.

Le sommet fût atteint quand un collègue réussit à subtiliser chez lui, la seringue qui avait servie à l'anesthésie de son chien. Le liquide portait loin en volume, aussi les passants oubliés le car et regardaient en l'air, certains à la recherche d'hypothétiques nuages en tendant la main, d'autres scrutaient les balcons persuadaient que quelques indélicats eurent arrosé leurs plantes trop abondamment et s'en allaient en grommelant. Quelques-uns s'apercevaient de l'origine des jets mais les actions étaient rodées et nous ne tirions que quand les feux passaient aux verts, les laissant vindicatifs le poing vengeur qui s'éloignait dans la lunette du véhicule. Fous rires dans les sièges et quiétudes des dirigeants se félicitant de notre tranquillité puisqu'il n'y avait plus de réclamation aux portes du bus de ramassage, pensant sûrement que c'était le résultat d'une nouvelle maturité. Le soir nous nous endormions du sommeil du juste, le sourire barrant le visage et une auréole au-dessus de la tête.

Seulement voilà l'adolescence est installée ainsi mon émancipation se profile. La douce Jacqueline observe son rôle décroître comme toutes les mères ; seulement, chez elle, les pathologies sous-jacentes s'affirment. Le nid douillet familial voit mon envol dès la majorité acquise et j'appréhende la planète comme un immense et fantastique terrain de jeux, les châteaux de la Loire très peu pour moi, je verrai au moment de la goutte, la presbytie puis la sciatique et encore.

Chez elle, les hauts et les bas alternent avec des périodes de prophylaxies à base de lithium et divers antidépresseurs. Certains traitements font effet sur les maux mais induisent de lourds dommages secondaires : surpoids, hausses de tension, palpitations, vertiges.. L'Alzheimer tisse sa toile avec furtivité.

Assidu, je passe lui rendre visite régulièrement surtout après son inéluctable divorce, je me révèle impuissant devant certaines situations puisqu'elle ne relève pas de la raison. Nombres spécialistes ont essayé leurs sciences, diverses personnes ont dispensés leurs conseils mais comme elles se trouvent dans les tribunes et non pas sur le terrain, leurs à propos restent tout à fait théoriques, impossible de lui refaire une autre enfance. Au bout de la route qui a duré une trentaine d'années, je suis donc au sud du sud de la France et m'attèle à lui rendre la vie plus douce. Enfin j'essaie, avec le sentiment particulier d'être devenu le père de ma mère.

*

En ce jour, c'est un établissement financier pluriséculaire, muté en banque depuis peu, endossant tous les désavantages caractéristiques de ces organismes qui entravent la bonne marche quotidienne, les comptes approvisionnés de Jacqueline se retrouvent bloqués. Parti pour un mois à l'étranger, j'écourte mon déplacement. Trois jours après, le prélèvement automatique des impôts n'a pas fonctionné. L'appel au centre financier suivi d'une voix synthétique qui vous fait taper les touches numériques les unes après les autres se retrouve continué invariablement d'une musique classique aliénante ; enfin, un humain répond. Soixante minutes se sont écoulées, les économistes ne se sont pas encore penchés sur la rentabilité perdue par la société civile dans ces attentes. Dans les années soixante-dix et quatre-vingt, nous nous moquions allègrement des files de consommateurs de l'URSS et de ses pays satellites, serions-nous entrain de leur emboîter le pas ?

- Bonjour, je voudrais savoir pourquoi le compte numéro 1 de Madame Faucher a été bloqué ?

- Vous êtes qui ?

- Son tuteur dont le nom est mentionné sur l'intitulé du compte.

-Votre adresse, votre date de naissance, redîtes moi le numéro ?

Je lui réponds.

-Oui le compte a été bloqué parce que vous avez effectué une demande de carte visa 1er.

-Mais enfin madame, elle y a droit et quand bien même vous auriez refusée cette demande, vous n'avez pas à bloquer les comptes, c'est vous qui allez prendre à votre charge la pénalité du trésor public ?

-Non mais c'est qui le professionnel, je vous stipule qu'une personne en invalidité n'a pas droit à la carte visa 1er.

Je soupire, encore une promue par relation sans concours, c'est vraiment devenue une banque.

-Pour être professionnelle, encore faut-il connaître les lois, ma mère est handicapée mais ce n'est pas une délinquante vous saisissez la nuance ? Ce sont deux statuts à part en plus vous éludez le blocage des comptes. Je vous demande de vous renseigner auprès de votre hiérarchie et de me recontacter au plus vite.

Si l'employée ne connaissait pas la règlementation, elle a été honnête et, chose rare, m'a laissé un message d'excuse le lendemain en régulant la situation.

Je peux ainsi payer les divers organismes qui espèrent le bec ouvert métaphores d' oiseaux dans leurs nids attendant leurs parents.

Les jours se consacrent à la récapitulation de toutes les factures petites et grandes allant des frais postaux, boissons, cosmétiques, habillement, pharmacie, assurances, mutuelle ,syndic ,fisc, carburants, en faisant chauffer la photocopieuse pour éviter l'effacement de l'encre des facturettes, classement et annotation dans un cahier à pochettes plastiques, établissement d'un journal comptable et envoie du tout au juge des tutelles .

Lors de mes visites, l'infirmière du centre, la même que celle du dossier dentaire, m'interpelle, pour m'expliquer que ma mère ne veut plus rien manger et peine dans sa déglutition. Chacun y va de son diagnostic, c'est sa maladie dégénérative, c'est ceci, c'est cela. Décision est prise de l'envoyer quelques jours en observation à l'hôpital.

L'aile affectée à ces soins est plus que vétuste, l'interne me pose quelques questions médicales notamment sur le type de médicaments. Je lui fournis la liste que j'avais par précaution noté sur mon carnet commençant à être au fait du dilettantisme local, évidemment les ordonnances n'avaient pas suivies. Le soir revenu à mon domicile le même docteur me contacte en me demandant quels sont les doses en milligrammes de la Dépamide et de l'Atacan. Je l'ignore et il ne peut joindre l'infirmière de la maison de retraite finissant son service. Je lui conseille d'insister peut-être que l'aide soignant a accès au bureau et pourra le renseigner. La soirée se passe sans nouveau contact.

Le lendemain après mon heure de trajet la rencontre la major s'établit, celle-ci m'intime de ne pas rendre visite immédiatement à la malade elle pourrait ne pas me reconnaître, plaisante-t-elle puisque je l'ai emmenée la veille. Passant outre l'interdiction, je fais la joie de Jacqueline toute heureuse d'enfin voir un visage familier. Je la promène un peu dans l'enceinte pour aller prendre un café dans l'unité centrale. A notre retour, sa voisine de chambre se plaint de sa poche à urine pleine. J'alerte l'équipe hospitalière qui m'envoie gentiment sur les roses en m'indiquant que ce sont eux les « professionnels ». Cette expression venue d'amérique et dispensée depuis vingt ans dans les séminaires d'entreprise commence à me courir. Ne nous plaignons pas, nous est épargné le mot en anglais.

D'ailleurs, me fait-on remarqué l'heure des visites est dépassée. Bien après les bisous d'au revoir, je bouchonne sur les rocades et arrive juste à temps pour décrocher mon téléphone.

- Allo c'est l'hôpital ! « Décidemment cela devient une habitude ». C'est pour vous demander l'autorisation demain matin de faire une endoscopie sur votre mère.

-Mais pourquoi ?

-Et bien pour voir d'où viennent ces problèmes de déglutitions.

-Oh mais attendez, il faut une anesthésie et à son âge un bilan s'impose, c'est invasif comme intervention, elle ne pourra pas la faire sans.

-Je vous l'accorde.

-Elle a effectué un scanner auparavant et que dis celui-ci ?

-Un scanner mais je ne l'ai pas en ma possession ?

-Mais il doit -être dans le dossier médical.

-Vous ne pourriez pas passer à la maison de retraite et nous le ramener.

-Ecoutez, vous êtes des « professionnels », comme vous le soulignez, il y a une heure trente alors vous allez utiliser les moyens modernes de communications et leurs supports numérique pour vous faire transmettre l'information. Demain, j'éclaircirai la situation avec la résidence, en attendant pas d'endoscopie, j'insiste.

- Bonne soirée.

-Pareillement.

Comme entendu, le lendemain, l'infirmerie du foyer d'accueil me jure ses grands dieux que tout était complet dans le dossier. Le « c'est pas moi, c'est lui » continue.

Je retrouve en face de moi l'interlocutrice téléphonique de la veille, elle possède à cet instant tout les éléments, concentrée et méthodique, elle développe le fruit de ses réflexions.

- De toute façon, si nous trouvons quelque chose, vu dans l'état où elle est, la pauvre, nous ne pourrions pas grand-chose.

- C'est aussi mon avis.

Familialement aussi, ainsi nous retournons à la case départ. Echaudé par une analyse quelques semaines avant au sujet d'une certaine dé-ferrisation de l'organisme aussi un prélèvement de moelle osseuse avait été programmé. La première fois il n'avait pu être effectué, la malade intenable n'avait point voulu l'accepter. L'équipe médicale pensait que si je l'accompagnais elle serait plus conciliante. Nous repartîmes donc pour un autre centre hospitalier, une clinique à vrai dire. Voici la scène :

Sans qu'une information lui soit donnée, Jacqueline sent instinctivement que cela aujourd'hui va être douloureux. Son attitude plutôt docile pour les autres examens s'avère plus difficile maintenant.

- Ouh, ici on va me faire mal ! Dit-elle en descendant du véhicule !

Une paramédicale m'interroge en aparté sur cette déduction de la part d'une personne n'ayant plus toutes sa raison. Je lui explique qu'elle a toujours fonctionné comme cela. Peut-être son côté radiesthésiste où elle était capable de dénicher des sources à l'aide d'une baguette de noisetier taillée en Y. Sceptique quant à cette méthode, adolescent elle m'invita à l'accompagner sur un morceau de terrain chez ses parents. J'ai pu constater le redressement du bas de la potence alors qu'elle tenait les deux parties de l'Y tel un guidon. Pas vraiment convaincu en lui disant qu'elle pouvait imprimer une torsion à sa pièce de bois, elle me mit dans une main la baguette et tint l'autre côté en me disant de serrer de toutes mes forces afin d'empêcher la jambe du Y de remonter. Cela fut impossible tant la force de friction était supérieure à mon maintien.

Puis reculant elle détermina la profondeur de l'eau et se déplaçant sur les côtés m'indiqua son sens.

-Oui mais c'est peut-être toi qui force sur l'autre partie.

Alors elle me fit prendre la branche complète sans la toucher et m'intima de marcher en direction de l'endroit où la baguette s'était mis à plonger. Rien ne se passa. Un sourire aux lèvres elle posa sa main sur mon avant bras et à cet instant sans que je ne puisse rien y faire la pièce de bois se releva.

-Mais comment cela se fait ?

-Parce que je te donne du fluide.

Je fus bien obligé de m'avouer vaincu.

Nous attendons donc dans la l'espace prévu à cette effet décoré de blanc rayé par endroit de bleu roi assorti aux bancs. Dans nos mains un jus insipide rempli un gobelet plastique augmentateur assurément de cancer. Notre tour vient et à l'intérieur d'une petite salle je déshabille Jacqueline et lui fais passer une nuisette d'opération. A côté, dans l'antichambre du bloc se trouve quelques autres personnes. Je rassure la patiente en lui tenant la main tout en narrant des phrases affectueuses.

Puis la porte s'ouvre sur le praticien en tenue de combat, masque de gaze sur le visage accompagné de grosses lunettes, l'ensemble n'est pas vraiment engageant aussi l'effroi de Jacky est vraiment palpable. La ponction doit s'effectuer à vif en perçant le sternum ; seul est appliqué, à l'avance, un gel anesthésiant à l'effet relativement bref.

Je demande au docteur d'effectuer l'opération le plus vite possible, il me répond conciliant que ce sera très rapide. J'allonge la malheureuse sur la table en songeant qu'il doit faire un peu frais pour des personnes dévêtues et quelques degrés supplémentaires lèveraient du stress efficacement. Je me place derrière la tête de l'infortuné en appliquant la paume de mes mains sur ses joues.

L'équipe délimite le petit périmètre sur le thorax, badigeonne de désinfectant coloré la chair apparente en attendant quelques minutes. Je parle en dorlotant la patiente en lui expliquant que cela ne fait pas mal puis le chirurgien applique son gel et le laisse un peu agir peut-être pas assez. Il élève son bras armé d'un poing américain terminé par une pointe creuse et l'abat de toutes ses forces dans le sternum. Le cri qui jaillit terrifiant glace les sangs, de longs sanglots suivent.

Dans la pièce attenante c'est un remue-ménage sans nom, les autres patients s'enfuient terrorisés, les infirmières tentent vainement de les raisonner.

Je câline ma mère en lui disant que tout est fini que nous allons partir que c'est bien qu'elle a été très courageuse. Elle récupère assez vite en séchant ses larmes. Je la rhabille en un temps record et nous sortons du vestibule, les documents seront envoyés directement au médecin traitant.

Dans le patio de sortie, je reconnais un patient : ce dernier, handicapé d'une jambe, se propulse à la vitesse qu'il peut vers la sortie, un personnel soignant, accroché à son bras, essaye de le faire revenir sur sa décision.

-Mais non, je n'ai plus besoin de l'examen, je suis guéri, dit-il en tirant sur sa jambe et nous jetant un regard terrorisé, lâchez-moi, je vais bien, oui, oui je vous assure, j'ai plus mal.

Nous le dépassons, ne sachant quoi lui dire, avec le bizarre sentiment de ne pas porter de l'aide à une personne en danger.

Le soleil chaleureux nous surprend à l'extérieur, le milieu de l'après-midi n'est pas encore atteint, nous avions cru passer plusieurs heures alors qu'une seule à suffit .Nous regardons un banal parking rempli de véhicules où des peupliers s'agitent sous l'effet d'un léger vent comme si cela était un des plus beaux paysages du monde. Nous enfuir de ce lieu nous donne une puissante énergie.

*

Quelques semaines s'effilent alternées de petites sorties, de chants et de danses organisés par l'établissement. Je combats de mon côté avec la banque qui rejette systématiquement les prélèvements automatiques du Trésor. Le compte n'ayant jamais était à découvert depuis sa création, j'avais mis en place pour gagner du temps le versement à l'échéance de l'impôt. D'ailleurs les services fiscaux m'enjoigne avant chaque tiers le courrier annonçant l'opération suivi de la mention vous n'avez rien à payer. .

Constamment avorté, le prélèvement m'occasionne des pénalités. Je commence à chaque impôts, qu'ils soient locaux ou sur le revenus, un lent processus d'approches téléphoniques avec les différents services, fourni preuve de demandes et de lettres recommandées envoyées à la banque. Le secteur fiscal de La Ciotat dont dépend Cassis dans les Bouches du Rhône, est assez compréhensif et m'accorde le dégrèvement à chaque contact muni de toutes les preuves, pour le service côté Pyrénéens né dans la tramontane, naturellement autiste c'est une autre paire de manches et les pénalités pleuvent.

J'en suis même à appeler la banque avant les prélèvements qui me répond qu'il n'y a pas de problèmes, paroles en l'air, le rejet suit, s'il y a bien quelque chose d'automatique c'est bien celui-là.

L'on pourrait changer d'établissement mais le processus de courriers recommandés avec le juge, les réponses à attendre, l'agencement avec tous les autres acteurs en fournissant les extraits d'actes de tutelles, qui ces derniers mettront sous le coude car il s'agît d'un cas non conforme et qu'ils ne connaissent pas, la logique risquerait d'occasionner plus de dégâts encore.

Donc trimestre après trimestre, je classe, archive, ordonne en attendant une certaine épaisseur pour un dépôt de plainte en bonne et due forme.

L'erreur est humaine ; répétée, elle devient une faute qui, accumulées, démontrent l'incompétence ou l'imbécilité. Paradoxalement, le dernier slogan de cette formidable nouvelle banque devrait être « *votre argent chez nous ne vous rapporte rien, est en insécurité, indisponible tout en vous pourrissant le quotidien* » En revanche, leurs frais de prélèvements ~~eux~~ fonctionnent à merveille.

*

Le jour de l'opération dentaire est enfin arrivé, présent aux aurores dans les locaux de la résidence de Jacqueline, je prends possession du dossier médical. Cette fois-ci le coup du secret, l'on ne me le fera plus, je déchire l'ouverture et vérifie le contenu, tout semble y être. Mais j'ai un doute, je secoue les feuillets puis l'enveloppe, rien ne tombe surtout pas le petit morceau de plastique vert appelé carte vitale.

- Excusez-moi, mais il manque la carte, ça pourrait servir ?

Ne relevant pas l'ironie, l'infirmière me répond.

-Non, non vous n'en avez pas besoin avec la photocopie de la carte de mutuelle cela suffit.

-Je ne pense pas que la photocopie puisse rentrer dans le lecteur de carte ?

Je ne l'ai pas.

-Comment ça, vous ne l'avez pas, j'espère qu'elle n'est pas perdue, sinon c'est trois mois de démarche pour l'obtenir à nouveau.

-Non, mais c'est la pharmacie qui a dû la garder.

Pas de réponse.

-Vous voudriez bien me la chercher, s'il vous plaît.

L'agent médical descend alors au secrétariat ouvre la porte, nous sommes avant huit heures et la secrétaire de direction n'a pas encore pris son service. L'infirmière ennuyée farfouille dans l'armoire sort une boîte rectangulaire et tourne vers moi un regard dépité.

-Elle n'y est pas, elle a du rester à la Pharmacie.

-Pardon.

Je commence à comprendre son ennui.

-Oui, nous procédons ainsi pour gagner du temps.

-Mais cette carte ne lui appartient pas, dessus il y a inscrit Faucher Jacqueline et non pas Pharmacie machin, truc, c'est incroyable ! Bon, en passant devant, s'ils sont ouverts je la récupère sinon on verra à l'hôpital. Bonne journée.

On se glisse dans le véhicule médicalisé que la mutuelle s'obstine à ne pas vouloir rembourser puis direction l'officine qui est par chance sur le chemin. Si elle était de garde ce serait Byzance. Hélas le vert des néons sur la devanture fait triste mine et nous poursuivons notre route.

Le chauffeur sympathique nous accompagne dans les couloirs de l'hôpital, dont le grand patio d'accueil est une réussite architecturale, c'est même assez chaleureux pour ce genre de bâtiment.

Je conte ma mésaventure à la secrétaire du chirurgien au sujet de la carte. Par chance elle avait enregistré le dossier lors de la précédente visite et déjà imprimé les étiquettes mais me confirme ce que je me doutais que normalement cette carte est indispensable sinon elle n'existerait pas.

S'ensuit la procédure classique de préparation d'un acte ambulatoire. Jacqueline est calme, fraîche comme une rose bien qu'à jeun. Dans la salle d'attente préopératoire, semi redressée sur son chariot, elle me désigne les autres patients en les imitant pour rire et se prend d'affection pour un petit enfant apeuré qui lui aussi attend son tour.

Le chirurgien-dentiste attentionné, charlotte sur la tête, vient nous dire bonjour, toujours affable et prévenant, il glisse un petit mot à l'infirmière anesthésiste. C'est vrai que le sujet est à risque.

Puis, je vois le brancard s'éloigner : j'effectue un grand signe de la main avec un sourire pour ne pas inquiéter la patiente.

Je retourne dans le hall d'entrée prendre un café avec le chauffeur de taxi. Les viennoiseries sont bonnes, les muffins une réussite ainsi que le breuvage noir. C'est cocasse, l'on pourrait presque en faire un lieu de rencontres quotidiennes. Ce qui donne des idées au conducteur. L'heure passe relativement vite, je me rends sans appréhension dans le service. Effectivement, tout s'est excellemment déroulé, comme me le narre le chirurgien.

L'avantage d'Alzheimer, s'il y en a un, c'est l'oubli du bon hélas ! mais aussi du mauvais, le retour s'annonce plus compliqué dû aux nombreux virages. Un arrêt s'impose à Paulilles : ce lieu est superbe, une plage classée bordée de grands arbres entoure une ancienne usine d'explosifs transformée avec bonheur en musée, quelques doux rayons solaires jouent dans les aiguilles de pins et les oiseaux s'interpellent heureux de leurs libertés.

L'accueil de Jacky au sein de la petite communauté est joyeux, elle commence à avoir sa petite aura, dame deux interventions en peu de temps, avec retour dans la journée, je la laisse dans sa chambre pour qu'elle récupère en compagnie d'une aide-soignante que je remercie. Cette dernière toujours affable au sourire permanent avait eu la bonne intuition. Quand tout le monde s'interrogeait sur les problèmes de déglutition, elle avait eu une fine analyse en préconisant un souci dentaire, la suite lui donnera raison car Jacqueline retrouva l'appétit les aliments mâchés sont quand même plus facile à avaler. Comme quoi, la médecine est, avant tout, une affaire d'observation.

*

Tout s'harmonise assez bien dans l'ensemble mais il aura fallu dix-huit mois en papiers et soins. Mon logement aussi est habitable après quatorze fuites d'eaux et une multitude de réparations où les artisans locaux m'occasionnent une augmentation du débit sanguin, ils réunissent invariablement trois critères : incompétence, cherté et lenteur.

Je songe alors à un petit entracte pour emmener trois copains découvrir le nord de Madagascar cela me changera les idées. Beaucoup de préparatifs sont nécessaires, Sergio un ami connaissant un réalisateur qui voudrait tourner un film est mandaté. Il faudra faire des prises de vues, aller en brousse, sonder la couverture d'assurance.

Pour cette dernière cela va se compliquer, entre la météo, le paludisme, la typhoïde, les dysenteries voire l'insécurité, je vois mal une compagnie prendre le risque. En attendant, cela nous fera prendre l'air.

Je dors la veille du départ dans un hôtel proche de l'aéroport et retrouve avec joie malgré l'heure matinale voire nocturne, mes amis, authentiques voyageurs. Cela nous rajeunit et nous rappelle le temps où nous écumions l'Asie avant le tourisme de masse, avec les moyens du bord.

Dans l'avion, les pleurs sont fidèles au rendez-vous quoique moins nombreux cette compagnie n'appliquant pas la réduction de quatre-vingt-dix pour cent aux marmots et puis le voyage s'effectue de jour.

Les formalités sont relativement brèves, les visiteurs ne sont pas nombreux en cette période. A la sortie de l'enceinte, le mur humain est toujours présent dense et compact chacun se bat pour porter une valise ou rabattre un taxi dans l'espoir de gagner quelques monnaies. La nuit accroît l'oppression du bris de sa sphère d'autonomie personnelle. Pourtant je me sens à l'aise dans cette promiscuité retrouvée.

La navette fidèle au poste nous emmène au quart du prix des taxis à notre hôtel dans le centre-ville, il fait encore froid dans cette cité d'altitude et les jacarandas n'ont pas encore éclos de leurs fleurs violettes.

Le sommeil réparateur se finit avec un charmant lever de soleil sur l'esplanade surplombant le marché. Dans une aguichante guinguette, nous dégustons des croissants chauds et du café souvenir français qui a laissé un héritage.

La visite des escaliers urbains et de leurs multiples marchands aux objets multicolores ravis mes compagnons surtout Pierre, fanatique numismate, qui se complait dans les vieux billets coloniaux.

Tous sont surpris de la qualité, bien qu'elle est beaucoup baissée, des mets qu'ils dégustent dans divers restaurants, l'industriel n'ayant pas encore tout envahit, les tomates poussent encore dans la terre, les salades aussi et les légumes ont du goût. Le filet de zébu, quant à lui, est passé d'excellent à bon, les hormones ont fait leur apparition, la cuisson rend de l'eau et la portion de viande se réduit d'un tiers, cela s'appelle la mondialisation ou l'ouverture des marchés.

C'est toujours meilleur que sur Air Madagascar ou la compagnie force le jeûn sur ses lignes intérieures en n'offrant systématiquement aucune collation ni repas, le côté positif sera l'absence de soucis gastriques eux aussi récurrents sur ses vols.

Ce matin, le transporteur ne déroge pas à la règle et rien n'est proposé malgré l'heure d'embarquement à cinq heures trente, le café hors de prix de la salle d'attente paraît bien léger. Ceci est un détail, performance notoire le vol n'est pas annulé et décolle à l'heure.

Avantage du trajet en matinée, c'est l'absence de vent pour l'atterrissage à Diègo-Suarez. L'alizé commençant en Avril jusqu'en Mai se trouve amplifié par la configuration de l'île basculée qu'est Madagascar. Offrant une façade est de mille six cent kilomètres à l'Océan Indien enchâssée de montagnes culminant entre deux mille six cent et deux mille huit cent mètres. Cette barrière naturelle dévie le vent vers le nord plus proche de l'équateur habituellement plus chaud.

Diègo-Suarez est à l'extrême nord, six mois durant les courants ballotent l'avion comme un fétu de paille et les descentes de paliers affolent les passagers. J'ai eu quelques occasions de voir des hôtesses se signer et des voyageurs prier à genoux en se glissant entre la ceinture et le siège. Pourtant, les pilotes malgaches sont très forts : ils arrivent toujours à poser l'avion avec douceur sans le faire taper alors que l'approche annonçait plutôt un atterrissage style guerre du Vietnam.

La navette de l'hôtel nous porte au bas de la cité bâtie sur un prolongement de chaire basaltique, l'ensemble forme une presqu'île dans la deuxième plus vaste baie du monde. Ainsi notre lieu de villégiature nous offre le spectacle d'une de ses anses aux eaux bleues turquoise. Le personnel est au petit soin, chacun prend ses quartiers pour se donner rendez-vous trente minutes après.

Sur le pas de la porte, j'arrête deux des nombreux triporteurs tous peint en jaune construits en Inde et faisant offices de taxi. Nous voilà embarqués pour visiter l'urbain cahotant sur les pièces de goudrons éparses qui essaient de constituer une route. Les quartiers militaires sur l'Ouest ont été édifiés au début de la colonisation à la fin du dix-neuvième siècle lors de la création de la ville. De nombreuses bâtisses décrépies par les saisons de pluies tropicales témoignent d'une certaine histoire.

Plus au sud, les rues se rétrécissent et grouillent de marchés, les taxis-motos semblent accrochés à l'identique des wagons de marchandises tant ils sont nombreux. La course est peu chère et ne coute que quinze centimes d'euro soit un franc français. Petit clin d'œil car une dizaine d'années auparavant la monnaie du pays était le franc malgache. Le bazar *kelly* (qui veut dire petit) et se trouve ironie du sort le plus étendu est dédié à l'alimentaire, à peine descendu du taxi nous sommes accrochés par les vendeurs de crevettes puantes qu'il faut surtout éviter après leurs longs séjours hors de l'eau, d'aucuns les rachètent aux restaurateurs se débarrassant de leurs stocks avariés par les délestages permanents de la compagnie d'électricité locale.

Nous nous enfonçons dans les dédales chamarrés de tous les tons de l'arc en ciel, les énormes fruits du jacquier se bousculent sur les étals, accompagnés de mangues, papayes, bananes, corossols , fruits du dragon, *zévi*(sorte de fruit à goût d'orange très sucrée comportant un noyau garni d'arête), jujubes, même des framboises venues de la montagne d'Ambre toute proche ajoutent leurs touches à l'ensemble.

Sur notre gauche, au fond de cette esplanade se trouve le marché aux poissons, à fuir ardemment. Diègo-Suarez étant la seule ville côtière de Madagascar où le poisson à la vente est constamment pourri, péché et jamais mis dans la glace, conservé dans l'eau, le poisson mort ne la supporte pas, jamais vidé pour sa conservation, ils trainent en attendant sa victime. Seulement le vendeur va accélérer le processus, il hachera du foie pour le déposer dans les ouïes, celle ci redeviennent d'un rouge vif saisissant, puis il s'appliquera à injecter de l'eau bien entendu pleine de germes à l'aide d'une seringue dans le corps de l'animal sans oublier les yeux, l'ensemble prendra après un rinçage une forme très présentable.

Le manger vous emmènera dans des territoires inconnus de réactions corporelles, les champignons hallucinogènes ne sont que des bonbons pour enfants en comparaison.

Seuls, quelques restaurateurs reçoivent du frais de pêcheurs aux gros mais de façon très aléatoires et s'ils ne possèdent pas de groupes électrogènes pour faire face aux délestages ce sera la roulette malgache. En quoi cela consiste ? Et bien, tentez le poisson dans un restaurant à Diègo-Suarez.

Sortis par un autre bout du marché, je les convie à redescendre en taxi-moto par la rue Colbert, artère principale de la ville longue d'un kilomètre et demi. Avant la fin de celle -ci l'on tourne à droite sur la place « Kabary » (discours ou palabres en malgache) puis nous poursuivons jusqu'au centre hospitalier.

Un bref aller retour dans les locaux, histoires de faire prendre conscience à mes amis de l'utilité du port du casque en moto dans ce pays. Jusqu'au départ de l'armée française en mil neuf cent soixante douze, c'était le fleuron médical de l'océan Indien. Ainsi les nombreuses familles de l'île de la Réunion venaient s'y faire soigner, aujourd'hui c'est l'inverse.

Plus à l'Ouest la péninsule se termine par la place Joffre qui surplombe le port de commerce, maréchal architecte de la ville, comme un clin d'œil à ceux de la Marne cette ville grouille de taxis.

D'ailleurs demain nous irons visiter la montagne d'Ambre en passant par un bourg qui porte le nom de Joffre-ville. Station climatique construite pour échapper à la fournaise de l'été, elle se situe à un peu plus de mille mètres. Le site est entouré d'arbres gigantesques aux essences variées, paradoxe, aux pieds de ceux-ci l'on peut trouver les plus petits caméléons du monde ceux-ci ne mesurant que quelques centimètres plus loin des mangoustes s'ébattent dans des clairières de soleil tamisé.

Nous poursuivons notre séjour par circuit sur les trois baies en façade de l'océan, les lieux deviennent moins sauvages, sur la première nous avons droit à une pollution de neuneus en surf tiré par de grands sachets plastiques, sur les deux autres un container transformé en bar s'est invité sur le sable. Dommage cet endroit était paradisiaque seulement depuis que la piste a été carrossable la déferlante de 4/4 charriant les bobos croisiéristes a été continuelle.

A la pointe du cap, gardant l'entrée de la baie, quelques canons vestiges coloniaux pointent leurs affuts vers la mer en une vaine lutte contre la rouille dans un décor assez grandiose.

L'assistant photographe mitraille à qui mieux mieux, la luminosité est parfaite ainsi une plage plus loin les boutres rentrant de la pêche nous font un tableau idyllique.

-C'est vrai que l'ensemble détient un côté pirates, souligne l’ami Sergio.

Après quelques jours, nous faisons le point sur la possibilité de tournage, les points positifs comme la lumière, la langue, l'accueil sont contrebalancés par certains détails. A la fin du diner, nous tombons d'accord pour nous laisser vingt-quatre heures de réflexion.

Le lendemain, cataclysme, des personnes ont été lynchées sur l'île de Nosy Bé, les rumeurs les plus folles courent, ils y auraient un trafic d'organes puis une histoire de pédophilie.

Les suspects arrêtés par la gendarmerie ont été sortie des cellules par une foule déchaînée, un autre a été extrait de sa chambre d'hôtel. Une indigène harangue la population d'une voix d'hallucinée et fait transporter les victimes sur la plage.

Mains liées derrière le dos, ils trébuchent dans le sable, des pneus apparaissent et sont placés autour de leurs tailles. Ensuite, quelques bouteilles d'essence servent à l'aspersion de leurs corps.

La foule crie toujours, un malheureux exulte son innocence. Le cadavre d'un enfant repêché sans ses parties sexuelles ainsi que ses yeux alimentent la thèse de mutilation post-mortem. Néanmoins c'est sans savoir que se sont toujours les endroits dévorés primairement par les poissons ou les crabes. Ainsi il faudrait tout une logistique de froid pour la conservation d'organes et ce pays en est grandement démuni.

Lors d'un procès équitable cela pourrait -être démontré or en cet instant la marée humaine veut du sang, un briquet est jeté sur l'ensemble. Un « vlouf » sourd embrase le buché dans des hurlements de douleurs car l'agonie est tout sauf brève.

Il faut dire que cela mis fin à nos débats et qu'il était certain, qu'à présent, les assurances n'allaient pas se presser au portillon.

Deux amis s'en retournent sur Paris je reste une semaine de plus avec un collègue pour faire le tour des connaissances. Je peux retrouver avec joie des relations rugbystiques en assistant même à une confrontation assez enlevée qui finit en bourre-pif à l'ancienne.

Ici, l'arbitrage vidéo est une gageure.

*

Retour sur le sol natal où un monticule de papiers s'impatiente. J'effectue quelques sorties avec Jacqueline qui marche beaucoup moins bien, je la soutiens en permanence les effets secondaires du neuroleptique se font sentir.

Un soir sur deux, je reste pour l'accompagner à son diner, je me suis habitué à l'environnement mais j'en ai la chance de sortir après quelques heures. Souvent Jacky sanglote sur sa perte d'autonomie, sur sa condition, certains faits peuvent paraître anodins mais je conçois que les repas s'effectuant forcément avec des gens que l'on a pas envie de croiser encore moins de manger avec, sont pénibles. Vous supportez des personnes que vous n'avez pas choisies, situation qui peuvent imposer durant l'enfance par la force des choses mais se trouvent rédhibitoires à l'âge adulte.

Imaginons un restaurant où le patron nous obligerait à nous assoir à la table de clients inconnus qui, de plus, mangeraient en se bavant dessus voire plus.

J'essaie d'échafauder des plans dans mon crâne pour tenter de l'extirper de cette condition, à force d'y réfléchir une idée ténue commence à germer mais je marche sur un fil. La réaliser sera une véritable aventure et je n'ai pas d'exemple sur lequel m'appuyer.

*

Premières interrogations qu'elle est son espérance de vie, qu'elles sont ses joies, son entourage médical. A la première, si tout le monde à un extrait d'acte de naissance, personne ne sait à l'avance son jour de décès ; à la deuxième, je ressens que ce sont les instants de visites ; pour la troisième se sont des aides-soignantes chapotées par une infirmière.

Qu'aime-t-elle ? L'affectif tactile, les voyages, les tropiques, la bonne cuisine, les vins fins, la danse, les chats.

Que déteste-t-elle ? Le vent, le froid, l'enfermement, la promiscuité, les ordres.

Poser les questions, c'est déjà trouver quelques solutions.

Si je projetais de l'emmener dans un département d'outre-mer je répondrais en partie aux problèmes mais serais obligé de la laisser en maison spécialisée et multiplierais le prix. Il faut trouver un système où elle sera à l'extérieur pour un coût moindre.

Il reste l'étranger, wouaw ! Lequel à mon sens, de ce que j'ai déjà vu, ne me satisfais pas pleinement.

Je me documente, regarde les infrastructures , les prix, la disponibilité médicamentaire, la liaison aérienne , la possibilité que des gens parlent en français car pour une malade d'Alzheimer s'exprimer dans une autre langue que maternelle est compliqué, les assurances.

Un soir de Novembre je contacte un ami de longue date.

- Marc, salut, ça te dirais d'aller faire un tour en Colombie ?

- En Colombie ? Putain mais c'est dangereux là bas , Pablo Escobar , tout ça.

-Escobar est mort depuis une dizaine d'année, il y a dix fois moins de viols qu'en France et dans Carthagène, les filles peuvent se promener seules le soir, chose impossible sur la Canebière à Marseille. Il y a deux océans de façade maritime, des montagnes à cinq mille mètres, une histoire riche etc...

- Ce serait pour quand ?

-Début Janvier, viens passer le réveillon chez moi, on finalisera.

-Bon tu gères, à priori j'y suis favorable je ne suis pas parti depuis longtemps ça me plairais de refaire un voyage avec toi.

S'en suivent les banalités de mises au point et la quête d'un guide papier. Introuvable dans le département je parviens à me le procurer par correspondance. Je sélectionne un vol en triangle Barcelone, Bogota, Rio de Janeiro et retour à la ville départ. Profitons d'être sur le continent sud-américain pour faire un saut au Brésil qui pourrait être une solution de rechange.

Nous nous battons avec les sites des voyagistes qui affichent un prix puis demandent le numéro de passeport et celui de la carte bleue pour enfin ajouter des frais de dossiers de dernière minute une fois que le client se retrouve menotté.

J'attends toujours mon guide papier quand un jour la factrice sonne pour une lettre recommandée, je pense alors le sésame arrivé, non c'est le cabinet de la juge de tutelle qui m'impose de refaire toute la comptabilité annuelle car elle n'est pas sur des feuillets et tableaux réglementaire. Documents qui devaient m'être fournis et que j'avais réclamés en vain.

Une douzaine de feuilles demandant les totaux annuels de dépense par poste, suivi de balance, de photocopie de tous les comptes, du bilan patrimonial de l'année précédente de celui de cette année et ainsi de suite. Je recopie, classe, compte quand je m'aperçois du décalage de deux mille euros. Je passe trois jours à tout recalculer, rechercher toutes les factures, je me couche à minuit et me relève pour finir à trois heures du matin.

La seule évidence possible serait une erreur sur les relevés bancaires. J'en doute. Et bien il ne fallait pas, la banque a tout bonnement mis une opération d'un mois sur le relevé de l'autre et comme il s'agissait du mois après l'échéance du bilan comptable je ne l'avais pas vu. Ça devient pénible de contrôler le contrôle de l'autocontrôle.

Je peux renvoyer mon kilo de document à la justice avec une annotation dans le cadre des observations que je ne suis pas un professionnel et que s'ils veulent plus, il fasse appel à un expert-comptable à leur charge. Aucune réponse ne me parvient donc j'en conclue que l'affaire est classée.

Avant de me consacrer à notre voyage j'en profite pour aller réveiller la clerc de notaire qui dort avec mon dossier depuis une année et lui dépose le nouveau. Elle essaye un peu de m'enfumer avec ses réponses de sophistes et petit à petit arrive à me faire perdre patiente. Le ton de mon argumentaire qui suit l'électrifie et assurément elle a du aller s'enquérir d'un paracétamol pour l'après-midi. Il est vrai que ces professions n'ont pas l'habitude des remarques, peut-être qu'un tour dans un guichet de poste, de gare ou de métro en banlieue parisienne les confronteraient à la vraie vie.

*

Ça y est le bouquin de voyage est enfin arrivé, quelle délectation j'ai déjà l'impression d'être parti. Je peaufine un circuit jour par jour et réserve une chambre pour le jour d'arrivée. Le séjour de mon ami nous a permis d'aplanir les dernières difficultés d'achat de billets par correspondance qui d'ailleurs ont failli avorter au dernier moment.

Nous partirons en train de Port-Bou à la frontière Espagnole direction Barcelone. C'est une bonne décision, la gare est à cinq minutes pas de voiture à laisser à l'aéroport avec une batterie à plat au retour.

Mon père, matinal bonhomme, se propose de nous accompagner à la station ibérique, heureux de partager notre émulation, mais encore plus de ne pas voyager, il nous fait un dernier signe de la main avant de repartir souriant d'aller se recoucher, sur son visage nous pouvons lire dans ses pensées : qu'est ce qu'ils vont s'emmerder la vie à deux mille lieues, nous ne sommes pas bien ici !

Le petit bout de village espagnol est un transport dans le temps, l'architecture respire la belle époque, des traces de balles de la guerre d'Espagne sont encore visibles. Il fait nuit noire en ce matin de Janvier et la lumière des projecteurs ajoutée au manque de circulation nous donne vraiment l'impression fugitive d'être dans un autre siècle. Je me sens privilégié et j'apprécie ce moment à sa juste valeur, surtout que la gare est vraiment superbe, Eiffel l'aurait construite dit-on.

Le départ du train m'arrache à mes méditations et arrêt après arrêt il s'emplit d'humbles qui s'en vont courageusement gagner leur vie. Notre vol est à midi, nous avons donc une légère marge de sécurité. Le jour se lève quand nous arrivons dans la capitale régionale, chose pratique c'est un autre train qui nous mène à l'aéroport donc le changement est assez aisé.

Pourtant l'aspect se complique quand l'hôtesse d'accueil me refuse ma carte d'accès à bord sous prétexte que je n'ai pas de billet retour. Je sourie intérieurement, comme elle est formatée intérieurement à ne voir passer que des billets aller-retour elle en déduit que c'est obligatoire.

Je lui précise que je ne vais pas revenir en Espagne par la Colombie et que j'achèterai mon billet sur place, la carte bleue cautionne la solvabilité du porteur pour l'achat tout en rassurant les autorités. Puis que nous ne sommes pas tenus de sortir d'un pays qu'en avion, il y aussi la voiture, le car, le bateau et même le cheval voire l'âne s'il m'en plait.

Elle appelle sa supérieure, belle femme élancée aux yeux turquoises, créature impossible à apercevoir dans les rayons d'un hard discount, et lui rapporte mes propos auxquels je rajoute qu'éventuellement ce sont les affaires de la Colombie et pas les siennes.

Elle sourit énigmatique et s'en va avec son talkie-walkie prendre des instructions me dit-elle. Quinze minutes se passent, nous sommes en pleine opposition de la durée et du temps. C'est bref mais cela paraît long.

La vie est courte mais l'attente semble éternelle.

Marc paraît soucieux.

Elle finit par revenir altière mais chaleureuse avec le sourire plus prononcé encore.

-Esta bien, Señor !

Puis elle communique avec sa subordonnée pas rancunière qui me tend la carte après l'enregistrement en me souhaitant un agréable voyage.

Décompression nous avons bien mérité quelques viennoiseries accompagnées d'un chocolat catalan. C'est ici que le concept aurait été inventé. La préparation consiste à mélanger la crème fraiche avec du lait en la fouettant, le résultat ne peut être décrit tellement la sensation est exquise.

En matière culinaire le Catalan se réalise pleinement.... Il semble touché par la lumière céleste d'ordinaire désorganisé sympathique, peu précis, lent, il se transfigure.

Dans une majorité de localités vous pouvez organiser la veille pour le lendemain un banquet de mille personnes. Là où échouerait la NASA, n'importe quel comité des fêtes pourra édifier non pas un gentil pique-nique mais un festin issu des lointaines traditions gauloises. Des grilles sur des braises enserrent des sardines pendant vingt mètres auxquelles peuvent s'additionner, escargots, travers de porcs et lignes infinies de saucisses. Si les dimensions de la ferraille ne conviennent pas ou que ces dernières viennent à manquer, le catalan trouvera toujours quelqu'un pour les faire fabriquer dans l'heure idem pour l'approvisionnement. L'organisateur lambda pourra dénicher un véhicule adéquat, effectuera une centaine de kilomètres afin de collecter une montagne de victuailles. UN service demandé pour la préparation d'une grillade est immédiatement exaucé.

Le goût et la fête sont une passion voire un mode de vie, déjà au moyen-âge, chaque roi possédait un cuisinier catalan élaborant des alchimies complexes, reste aujourd'hui en témoignage de nombreux plats de farcis, poissons et crustacés en sauces odorantes ainsi qu'une ribambelle de desserts dont les célèbres tourons et chouchous à la pâte croustillante remplie de crème parfumée. L'ensemble arrosé de vins capiteux.

Une fois fini, le Catalan ira faire la sieste, heureux ! Le monde pourra bien s'écrouler.

Barcelone témoigne de cet appétit de fête, si la ville contrairement à ce qu'écrivent les guides, n'est pas d'une architecture à se relever la nuit, qu'ils aillent visiter Rome ou Paris pour se faire une idée, elle compense par l'animation permanente. Car ici des créateurs aux goûts douteux se sont inspirés d'anciennes erreurs de mesures des constructions pour élever des immeubles biscornues et de guingois. Pour preuve, la statue de Christophe Colomb sur le port en bas des Ramblas indique l'Est de sa main, c'est tout dire.

*

Pendant notre escale à Madrid, nous attendons pour une raison inconnue l'envol de l'appareil. Je me suis débarrassé de mon anorak sur le siège voisin inoccupé. Les hôtesses vont et viennent dans les allées, une femme avec son bébé dans le couloir opposé se dirige vers l'arrière. Soudain j'ai un pressentiment, j'en fait pars à mon camarade.

-Marc, c'est pour moi.

-Mais non, regarde elle va derrière et c'est de l'autre côté.

Semblable à la boule d'une roulette de casino, elle fait le tour, change de coursive et vient s'affaler dans le siège voisin : bien entendu, le gamin se met à hurler.

- -Ah tu vois, ça m'aurait étonné, en plus c'est le seul dans cet avion.

La pauvre femme fera quand même ce qu'elle peut pour atténuer les pleurs en se levant pour se diriger dans l'espace cuisine du personnel de cabine pour nous épargner les crises de nerfs de son rejeton.

*

Le policier à l'immigration cheveux noirs brillants et yeux charbonneux me tamponne d'un geste las mon passeport sans sourciller, discréditant une fois dernière les dires des employées barcelonaises.

Il est minuit, cinq heures du matin avec le décalage en France, l'air est vif, la capitale se situe à deux mille six cent mètres. Ce qui attire l'attention, ce sont les airs de salsa diffusés chaque fois que cela est possible notamment dans les taxis. Le notre n'échappe pas à la règle tout en nous énumérant tous les grands champions de cyclistes français. Je pense être tombé sur un cas particulier, quand je me souviens que le vélo est aussi une institution chez eux, avec nombre de grimpeurs chevronnés.

L'autre particularité se trouve dans la conduite des chauffeurs qui frisent la démence. Les voitures des professionnels étant toutes du même modèle et possédant une puissance identique, chaque conducteur met un point d'honneur à ne pas vouloir se faire doubler. Si cela se produit la tentative de dépassement en retour serra immédiate à grands renforts d'interjections style « hijo de puta », je pense que ce doit être le mot de passe. Tendus et accrochés à la banquette, nous arrivons, avec un grand soulagement, à l'hôtel en une seule pièce.

*

Nous nous sommes gelés dans la chambre, alors le café matinal aide un peu à l'élévation de notre température corporelle.

La place de la cathédrale dépayse le voyageur, derrière celle-ci des ruelles typiques en pente s'enchevêtrent, au milieu de murs colorés. Nous passons une partie de l'après midi au musée de l'or où je n'arrive pas à imaginer le nombre de quintaux présents, tant foisonnent les objets sculptés car ce ne sont pas des petites bagues, masques de cinquante centimètres, reproductions d'animaux disputent l'espace à d'autres figurines de dieux divers.

Un taxi nous ramène, petites roues et carrosserie minuscule rajoutent à l'impression de fragilité. C'est parti pour le grand prix de Bogota. Celui-ci encore plus cinglé que celui de la veille, si ça peut exister, poussant son moteur au maximum, nous positionne à la limite de l'adhérence, tout en effectuant un slalom entre d'énormes bus et camions de chantiers.

Excédé, je lui précise que nous sommes tout à fait certains qu'il possède deux testicules et que nous n'avons pas d'avion à prendre. Je rajoute que je lui donnerai un pourboire, c'est un comble, s'il consent à ralentir quand bien même un concurrent lui ferait un doigt d'honneur. Il s'exécute de mauvaise grâce en grommelant quelque chose qui ne doit pas être flatteur quant à la virilité des gringos. La soirée qui suit est plus relaxante.

*

Au lever, j'ingère deux aspirines pour l'altitude, tout en nous dirigeant vers la gare routière direction Manizales. J'observe les autochtones prenant leurs billets aux guichets pour savoir quel est le tarif réel du transport mais il n'y a pas d'entourloupes : l'Afrique est loin, par chance un véhicule s'en va dans dix minutes.

Installé derrière le chauffeur, son assistant nous filme en expliquant placide qu'il enregistre nos visages en cas de prises d'otages par les FARCS. Marc me demande la traduction de l'employé et bondit sur son siège quand je la lui délivre en rajoutant qu'en plus il va passer au 20 heures avec la mention « ne les oublions pas ».

-Non, mais tu t'imagines.

J'aurais dû lui dire que c'était pour une publicité. Je ne pense pas courir un réel danger car les zones à éviter sont les régions frontalières du Pérou et du Venezuela et nous, nous dirigeons en plein cœur du pays. Le car s'ébranle, la route rectiligne au début fait suite à une succession de pénibles lacets encombrés de camions. De plus, elle est payante.

Après le déjeuner, elle s'élève en traversant de somptueux paysages, nous chevauchons aux faites de montagnes bordées d'à pics. Les habitants du coin, chapeautés, bottés, machettes le long des jambes, juchés sur de nerveuses montures nous observent, impassibles. En fin de journée, nous parvenons au terminus de l'étape. Un téléphérique monte jusqu'au centre ville mais nous choisissons un taxi à cause des bagages. L'hôtel retenu ne ressemble pas aux photos et s'avère infâme, nous décidons d'en changer hélas notre voiture est déjà repartie. Nous battons la semelle dans un froid venteux, après une heure de recherches infructueuses nous finissons par monter dans un véhicule délabré. Les hôtels sont tous complets c'est la fête du café, il m'est déjà arrivé par le passé de tomber pile poil avec des jours fériés à l'autre bout du monde en courant après une hypothétique chambre, la solution est toujours la même, tant pis direction l'hôtel le plus cher de la ville. Ce que nous faisons en prenant soin de faire arrêter le taxi quelques mètres avant.

Le cœur de la cité vibre aux rythmes de la salsa, en plus des festivités a lieu l'élection de miss café.

Dans une ambiance bonne enfant une artère piétonne longue d'un kilomètre s'est remplie d'étals improvisés regorgeant de nourriture. Nous voulons gouter à tout, la fête se poursuit sur le parvis de la cathédrale dans un concert géant, la foule prend du bonheur.

Après une journée dans une autre ville sans intérêt, nous nous retrouvons à Salento qui est une merveille de bourgade. Les maisons sont pimpantes et colorées, l'église trône sur une vaste place garnie de personnages très couleurs locales. Ceux-ci sont tels que l'on imagine les latinos, larges chapeaux concurrençant les non moins grandes moustaches surplombant les bottes de cuirs.

Beaucoup de restaurants dans ce lieu très prisé par les habitants de la région. La spécialité locale est la truite déclinée en toutes sortes de plats accompagnés de chips au maïs aussi grandes qu'une crêpe, un délice notamment celle au vin garnie d'aubergines.

Que dire du café que nous avons enfin trouvé bon car l'essentiel part à l'exportation. Ici une Finca (vaste propriété fermière) tient une pâtisserie qui ne possède pas encore les autorisations de vente à l'étranger. A la carte une vingtaine de crus se bousculent. J'opte pour le Névada accompagné d'une tarte au chocolat, l'endroit suranné est décoré avec goût. Tout en boiserie qui supporte de nombreux objets antiques, sur le comptoir se dresse l'immanquable percolateur centenaire, cylindre garni de tuyaux en tous sens qui délivrent le précieux breuvage dans la majorité des bars. Ce café et ce gâteau sont sublimes, je me sens obligé d'aller en reprendre un de chaque.

*

Après la visite d'une Finca où nous sont expliquées toutes les étapes de la plantation caféière, nous remercions notre charmante guide qui nous regarde partir avec envie en direction de Carthagène des Indias. D'ailleurs toutes les colombiennes rêvent de s'y marier.

Il nous faut deux heures de vols pour poser nos valises dans cette ville fantastique. Le climat tropical se tempère chaque soir avec un alizé stabilisant le thermomètre à vingt sept degrés. La cité fut construite du temps de la conquête espagnole pour regrouper les galions chargés d'or à destination de la péninsule ibérique ce qui la fit devenir ville la plus riche du monde pour trois siècles.

L'extérieur ressemble plus à Miami, en revanche à l'intérieur des fortifications c'est époustouflant ! Un bras de mer canalisé baigne les remparts, un vaisseau d'époque rajoute à l'ambiance, en franchissant l'enceinte centrale par une poterne fortifiée, les calèches à chevaux croisent vos pas. Elles sont conduites par des cochets en costumes d'époque et gants blancs. La circulation motorisée étant interdite, le pas ferré du cheval guide le tempo de la journée.

Je me mets en quête d'infirmières qui détiendraient des rudiments linguistiques de la langue de Molière. Nous cheminons dans le vieux centre pour nous retrouver dans les bâtiments de l'université, peut-être la plus ancienne des Amériques. Des jardins ombragés permettent de nombreux échanges aux étudiants assis sur des bancs. Cependant j'interroge quelques jeunes gens qui répondent ne pas connaître de personnes potentielles à cet emploi. Peut-être qu'à l'Alliance Française, ils détiendront quelques pistes.

C'est encore plus compliqué, situation cocasse, personne ne parle le français dans ce lieu qui est censé le diffuser. Je laisse mon numéro et une affiche sur le panneau d'annonces. Pendant plusieurs jours j'arpente les écoles d'infirmières mais je dois me rendre à l'évidence, je ne trouverai pas mon bonheur ici. Dommage, la ville s'y prêtait ainsi que ses infrastructures.

Marc repart vers Barcelone et moi vers Rio de Janeiro. Sur la carte, je pensais que le trajet serait assez court mais sept heures sépare Bogota de l'ancienne capitale brésilienne. Ajouté au survol de la cordillère des Andes qui ballotent l'infortuné voyageur et vous obtenez une arrivée dans le désordre.

Cette ville me fait la même impression que la première fois, celle d'un immense bazar avec la sensation que rien ne sera prêt pour la coupe du monde de football. Les formalités n'en finissent pas dans cette aérogare basse de plafond. Esquivant les rabatteurs qui essaient de m'embarquer dans un taxi au prix de l'achat du véhicule, je me dirige tranquillement à l'étage prendre un petit déjeuner. J'achète une puce téléphonique nommée chips ici. Les vendeuses sont souriantes et toutes sont de bons conseils même celles qui ne sont pas concernées par mon achat. C'est la caractéristique du peuple brésilien, ouvert et aimant la vie.

L'embouteillage monumental et classique me dirige au son de la samba sur le quartier de Copacabana, les panneaux indicateurs font rêver, des noms de légende Maracana, Flamengo, Centro, Botafogo.

Une amie autochtone doit m'indiquer quelques bonnes options durant mon séjour, elle pourra aussi me présenter du personnel médical. Pour l'instant, je me bats avec le téléphone international pour contacter ma mère, en Colombie miracle de la technologie, toutes les quarante-huit heures je joignais la maison de retraite sans soucis. Ici c'est un enchevêtrement d'opérateurs qui se concurrencent allègrement en coupant les appels. Deuxième problème : les banques qui interdisent les retraits aux guichets pour les porteurs de carte bancaire. Un cerbère anabolisé à l'entrée vous barre le passage en vous dirigeant vers les caisses automatiques où seulement deux cents euros vous seront délivrés, vous pourrez recommencer votre opération bien évidemment mais au lieu d'une taxe racket vous en aurez plusieurs. Du liquide, rien que du liquide pour échapper aux bankgsters.

Le soir, je goûte à l'art de vivre des cariocas, où tous les âges déambulent en short sans complexe, les commerces ouvrent jusqu'à onze heures du soir et l'on peut apercevoir, des mamies cabas au bras faire leurs courses tranquillement. Pendant les mêmes heures des filles plus jeunes short moulant font de la course à pied, je me prends à rêver de synonymes scènes à Marseille. Plus loin ce sont des rugbymans qui s'entraînent sur le sable, image incongrue au pays du football et oui le rugby à sept sera discipline olympique aux prochains jeux.

Copacabana longue de trois ou quatre kilomètres voie ses arrêts de bus équipés de barres de tractions, dips et pompes, un bouton permet même de diffuser de la vapeur d'eau afin de rafraichir les personnes qui le désirent. Rien n'est dégradé. Je m'accorde une Capirhina glacée à l'un des nombreux bars de plage au bord de la mer dans mon dos le Corcovado bras en croix à ma gauche la pain de sucre à ma droite un fortin gardant la baie, je profite de l'instant l'air est doux avec en toile de fond le bruit de l'océan.

Le matin est moins animé et un taxi me propulse à l'arrivée du téléphérique du célèbre pain de sucre. Ici les chauffeurs sont calmes à contrario des conducteurs de bus qui pensent avoir une formule 1 dans leurs mains, gare aux malencontreux qui négligeraient le ferme agrippement aux barres prévues à cet effet, c'est l'inverse de la Colombie. Immédiatement en tant que piéton vous comprenez qu'il ne faut pas traverser quand le feu est vert car il semblerait que l'objectif du conducteur est d'écraser un passant.

Je m'acquitte d'un prix exorbitant pour pouvoir accéder au télécabine, premier arrêt changement et le sommet arrive, par chance un avion décolle pour virer d'une courbe majestueuse en dessous de nous, d'habitude on doit plutôt lever la tête. De l'autre côté une micro plage flanquée d'une marina abrite les privilégiés de Rio contraste saisissant avec les favelas qui en revanche possèdent la meilleure vue de la baie. Au bout d'une heure je décide de redescendre, au moins une cinquantaine de personnes s'entassent dans le cube de plexi glace. A- mi-parcours du premier tronçon, la cabine stoppe en se balançant. Incident véniel qui arrive fréquemment au ski mais il n'en ait pas du même avis des passagers qui pour la plupart prennent ce transport pour la première fois. L'arrêt se prolonge, la chaleur augmente considérablement, les parois translucides ou frappent le soleil tropical font l'effet d'un four. Au bout d'un quart d'heure la température doit avoisiner les soixante-dix degrés. Je sue à grosses gouttes et plusieurs personnes commencent des crises de nerfs, l'effet à l'air contagieux une femme tape des pieds en hurlant le visage ravagé. En dessous la mer nous nargue quoique notre altitude verrait la fragile boîte se disloquer à la surface en cas de chute. Je ne peux pas bouger ce qui m'empêche de me protéger des rayons qui me grillent la tête.

Enfin la cabine finit par avancer, en touchant la terre ferme, nous nous ruons sur des bouteilles d'eau et l'échoppe du coin fait le chiffre d'affaire de la semaine. J'en suis quitte pour une bonne céphalée doublée d' une insolation qui m'oblige à garder la chambre le restant de la journée.

Rendu dans les locaux de l'Alliance Française où je reçois un accueil plein de charmes, malheureusement aucune personne ne parle français décidemment cela devient une habitude. Je demande à voir les deux directeurs, ils sont à la plage me répond-t-on , après une brève hésitation. Je suis content pour eux, c'est bien, à ce que je vois les fonds des affaires étrangères sont utilisées à bon escient.

Tout ceci ne fait pas mon bénéfice et il devient problématique de trouver des infirmières ; j'explique ma situation avec les secrétaires en laissant mes coordonnées. L'entrevue aura eu au moins le mérite de faire progresser mon portugais. Pourtant sur les marches du perron du bâtiment art déco un texto de mon amie brésilienne m'apprend qu'elle a déniché l'oiseau rare, à voir. Hâtons-nous lentement.

Rendez-vous est pris pour le lendemain soir ce qui me laissera le temps d'aller faire un tour au Corcovado.

Au lever, le temps est clair et je déjeune d'un féroce appétit en faisant un sort à la confiture de lait spécialité locale. Je poursuis avec tous les mets du buffet sous le regard bienveillant de la serveuse. Rassasié je m'introduis dans un taxi que j'ai pris soin d'interpeller loin de l'hôtel pour éviter le coup de massue tarifaire, je précise la destination en laissant trainer les syllabes et en entrecoupant mes phrases de : héé, onomatopée caractéristique des habitants de Rio. J'ai aussi évité de lui dire la destination finale et me fait déposer avant comme s'il s'agissait d'une course banale, je poursuivrai en prenant le funiculaire.

Il y a encore une attente piétonne avant d'accéder aux ascenseurs, heureusement je suis muni d'un parapluie pour m'abriter du soleil. Néanmoins, au bout d'un temps assez long finissant de cuire, je parviens sur le toit de l'immense cité.

Sur ma gauche Maracana, en face Copacabana, à droite Ipanéma avec sa plage identique à la précédente, juste un petit étang lagunaire qui se trouve en avant la différencie, l'agglomération voit ses quartiers séparés par de grosses concrétions basaltiques appelées moros, le tout est bourré de végétation, d'ailleurs la jungle commence dans mon dos. C'est vraiment une ville somptueuse. Midi s'avance et je décide de manger sur place.

Le restaurant cinquante mètres plus bas m'offre une table un peu à l'écart, j'ai l'impression d'être seul avec ce panorama. Parfois la solitude dans de tel décor est un privilège. Je rêve un peu devant mon assiette quand passe un delta plane au raz du parapet et son pilote souriant me souhaite un bon appétit de la main, scène stupéfiante, d'ailleurs il est conscient de l'effet qu'il produit.

Un couple à proximité me tire de mes rêveries, hasard du voyage nous nous étions rencontré quelques jours plutôt, nous évoquons alors plusieurs impressions sur notre séjour. Tranquillement nous prenons congé et nous dirigeons vers les escaliers de la descente, le retour s'avère plus calme ainsi la route qui serpente dans les bois nous menant à la ville est agréable, par endroit jamais nous ne pourrions imaginer l'urbain si proche tant la sylve s'invite omniprésente.

Le jour du contact avec l'infirmière est arrivé, je m'achemine vers la banlieue nord-ouest, la chaleur est plus importante qu'au bord de mer du à l'absence de brise marine. Le trajet dure une heure et je peux observer les constructions plus hétéroclites les unes que les autres composants certaines favelas. Arrivé au rendez-vous et après les salutations d'usage, je perçois que cette personne ne fera pas l'affaire mais je garde quand même l'option. Ce qui est ennuyeux c'est l'absence de réponse de la part de l'Alliance et je crains ne pas pouvoir réunir l'ensemble du personnel. Même si je sens ces gens dévoués, il faut aussi prévoir un volant de remplacement pour pallier aux absences inopinées.

Le soir venu, je fais le point avec mon amie, mis bout à bout les contraintes s'amoncellent, trouver une habitation assez vaste de plein pied avec un studio indépendant ,un local pour le personnel sanitaire, l'ouverture d'un compte bancaire pour un majeur protégé puis pour moi, les papiers de visa et ceux des gens de maison, émoussent quelque peu mes envies de Brésil. Après les jours suivants de pérégrinations ajoutés aux contraintes bancaires journalières, je prends la décision de ne pas donner suite à l'affaire brésilienne.

J'achète donc un billet retour par internet bien entendu ma banque bloque la transaction, s'ensuit un rock and roll téléphonique pour enlever le plafond de sécurité. Je finis par pousser la porte d'une agence et trouve ce qui correspond à mon attente à un prix abordable. Le préposé me demande ma carte bleue, regarde les trois derniers chiffres au dos dont j'ai pris la précaution d'effacer en les notant à part et m'interroge. Je lui réponds qu'il n'en a pas besoin. Il se met alors à retranscrire les chiffres de la carte, aussitôt je tends ma main par-dessus son bureau et lui retire le morceau de plastique.

- Mais séñor j'en ai besoin.

- Absolument pas, pour l'utilisation électronique la machine décodera la puce, ou alors en échange vous me donnez le numéro de votre carte et votre passeport, chiche ?

En Colombie, par deux fois des opérateurs commerciaux avaient essayé de récupérer les fameux trois chiffres au dos du sésame bancaire mais plus discrètement. Je leur avais dit avec un sourire : ah, ah, pas de chance et ils avaient immédiatement piqué du nez.

Finalement je ressaye l'achat internet, victoire cela fonctionne en plus le tarif est imbattable. Je prends alors congés de mon amie et du personnel de l'hôtel qui a été d'une gentillesse remarquable et décolle au soleil couchant pour Barcelone.

La température en ce mois de Janvier n'est pas la même dans la province catalane surtout au matin, je patiente engourdi dans un fast-merde dans l'espoir de mon train en mâchonnant un ersatz de sandwich.

Aux alentours de quinze heures, le tortillard direct de la régie des transports ferroviaires espagnols me dirige vers la France en suivant la côte, j'ai envie de dormir mais une grosse dondon ne pouvant s'éviter de piailler ou plutôt de crier à sa voisine, m'en empêche.

Au crépuscule je parviens à destination, Rio-Cerbère sans sortir des aéroports grâce aux trains qui pénètrent à l'intérieur des aérogares, chose cocasse pour un aussi petit village. Cependant autour de moi je ressens les locaux inquiets, sentiment diffus. Renseignement pris, cela fait trois jours que le vent s'absente. Il est vrai qu'en ces lieux au quatrième jour de calme, les autochtones semblent perdus.

*

Je retrouve Jacqueline le lendemain un peu rassuré car une des trois infirmières trouvait toujours un prétexte pour ne pas me la passer au téléphone.

Bien évidemment comme un fait exprès, je tombais avec régularité sur son temps de service lors de mes contacts malgré ses tours de garde postés et le décalage horaire, la foudre de guerre était la même que celle de l'incident des dossiers manquants de l'hôpital. Mais tout allait bien pour elle, toujours en place à l'encontre des réclamations qui amoncelaient sur sa personne, je me demandais par instant comment aurait-elle pu travailler aux urgences.

Après le renoncement sur l'Amérique du sud, je songe orienter notre projet d'expatriation sur Madagascar avec quelques précautions. Dans un premier temps je passe des photos des environs de Diègo-Suarez à l'intéressée qui tressaille de joie à l'idée de sortir de son lieu de résidence. Je communique plusieurs fois de-suite avec ma mère en deuxième partie d'après-midi, privilégiant l'instant où elle se trouve en position allongée. Le cerveau étant irrigué à moindre effort elle détient plus de lucidité à la compréhension des choses.

Fort de cette acceptation, la tache va s'avérer difficile mais pas irréalisable, tout ce que j'ai acquis de d'aventures et de parcours autour du monde doivent me servir à cette réalisation, c'est une entreprise et un défi à relever. J'organise donc un nouveau départ sur Madagascar le mois suivant. Les préparatifs de départ s'enchaîne, pourtant ...

Un matin, je reçois un appel de la résidence médicalisée me demandant de venir au plus vite dû à l'état de santé de Jacky qui subit une broncho-pneumopathie aggravée, vertiges et vomissements. La doctoresse remplaçante veut lui prescrire une pénicilline ajoutée d'acide clavulanique, je suis fortement réticent à la prise de pénicilline à laquelle quasiment tous les germes sont résistants et surajoute une fatigue intense.

-Je suis médecin, faite-moi confiance, je connais ce genre de pathologie.

- Certes, allez-y mais ce médicament me parait dépassé.

- Vous verrez.

Effectivement nous avons vu, l'aggravation de l'état de la patiente accompagné de délire est patente. Je repousse mon départ de quinze jours et contacte le médecin habituel au plus vite. Efficace il change immédiatement l'antibiotique par un autre de la famille des céphalosporines troisième génération injectable. L'effet est immédiat et la toux annonciatrice de la rédemption arrive le lendemain. Après quelques jours, les délires cessent, l'appétit revient, l'alerte est passée.

Je reprends donc les chemins préparatoires au voyage. Un ami Sergio en l'occurrence qui m'avait accompagné lors du séjour cinéma m'héberge sur Marseille vingt-quatre heures avant mon vol. Son domicile est à proximité de la gare Saint Charles, le midi je n'ai qu'un saut à faire pour être dans la navette en partance pour l'aéroport. Devant moi une masse humaine tente de mettre son sac dans la soute du car quand elle se redresse je reconnais Roger, le pilier de Rugby Niçois.

-Oh ça alors ! Bon on parle Rugby mais rien que jusqu'au soir, après je veux dormir.

-Roger ça nous laisse le temps ce n'est que le début de l'après-midi et moi aussi je veux dormir.

Le classique du vol se met en place, évidemment j'évite de toucher à la nourriture, et Roger lorgne sur mon plateau, tu ne manges pas me dit-il.

-Non prends le.

Et comme d'habitude, à la façon d'Obélix il dévore l'ensemble me disant qu'il n'avait rien mangé à midi. Après le repas le personnel éteint les lumières sauf la nôtre qui reste allumée. Je m'entoure la tête d'un chèche qui me tient lieu d'écharpe et cherche le sommeil. Je commence à m'abandonner dans les bras de Morphée, au moment où Roger s'agace auprès du steward du non fonctionnement de la vidéo.

-Comment on ne peut pas dormir à cause de la lumière et l'écran dysfonctionne.

- Nous sommes désolés, Monsieur, mais tous les sièges étant complets nous ne pouvons vous changer de place.

-Mais c'est à chaque fois pareil, il y a toujours quelque chose qui cloche.

Pour ma part, je trouve que nous ne sommes pas si mal lotis, l'avion est à l'heure exempt de gosses qui brament. Pourtant, derrière ça rue dans les brancards.

-Moi mon siège est cassé et je ne peux pas l'incliner.

Roger a trouvé un allié.

-Ah vous voyez ! Mais allez-y Monsieur ne vous gênez pas, dîtes lui parce qu'on croirait que je suis le seul.

Je tente une amorce de réconciliation en demandant s'il est possible de tourner le néon, mais il m'est répondu que le technicien n'est pas à bord. S'ensuit un vif échange entre Roger et le steward car ce dernier lui intime l'ordre de se rassoir. Pourtant le pictogramme au plafond n'indique pas de boucler ses ceintures. Roger demande, alors, à parler au chef de cabine. Mais le petit employé de bord, plus Romain de bandes dessinées que jamais, s'y refuse.

-Eh, c'est toi qui va me faire assoir ? Tout en le poussant avec son ventre. C'est vraiment Obélix.

Sur ce, le chef de cabine arrive enfin car maintenant c'est au moins cinq passagers qui se plaignent de diverses choses dans l'espace cuisine. Je suis aussi debout, Roger mène la fronde. Le supérieur anglo-saxon très Oxford marque une légère moue de mépris pour ces Gaulois braillards. Il s'enquiert auprès de son subordonné des griefs formulés par l'ensemble de la clientèle tentant une approche plus pragmatique.

-Ce monsieur atteint à la sécurité de l'avion ! Et le steward me désigne du doigt.

-Pardon, vous pouvez répéter ? Devant son silence je lui reformule sa phrase. A cet instant cela peu devenir problématique, les autorités au débarquement pourrait intervenir avec interrogatoires, fouilles, détention etc…

- Non mais je n'ai pas dit ça.

Roger immense, rugit en pointant son doigt accusateur.

- Oui, MONSIEUR, vous l'avez dit.

Le steward se recroqueville, je suggère alors de nous porter des masques de nuit et nous tenterons de nous en accommoder, finalement la proposition est acceptée, tant bien que mal nous essayons de nous rendormir.

*

Un ami vient me chercher après ma correspondance sur Diègo-Suarez, je retrouve avec plaisir plusieurs connaissances. Je note qu'à Cerbère je pouvais voir personne en trois jours et ici je serre plus de mains en une journée que là-bas en un an. Je cherche donc en premier lieu des logements de plain pied pouvant aussi accueillir du personnel médical pour la nuit.

La terre est détrempée, la saison des pluies a été forte et elle ne veut pas finir. J'en suis quitte pour m'abriter esquivant les orages, heureusement bref. En sautant de brique en brique disposées parfois d'en le but d'épargner les pieds des passants des rigoles qui se forment çà et là. Je rencontre une femme connue dans son quartier pour tout savoir, incessamment elle m'indique quelques lieux inhabités. J'élimine certains, d'autres sympathiques sont à des prix prohibitifs bien plus chers qu'en France. Cela est dû au propriétaire si celui-ci est malgache le prix sera très abordable, l'indo-pakistanais qui possède la plupart des immeubles, lui, est largement plus cher, enfin le français qui compte en euros crève le plafond de la raison. Les quelques agences immobilières assez jeunes dans le paysage paraissent sceptiques sur mes chances de trouver des biens disponibles. Les gens ici détiennent la particularité de ne rien afficher, les annonces sont inexistantes, le bouche à oreille est roi. Le séjour va prendre fin et je devrais remettre la partie.

Retour en France pour un mois et je reviens sur Madagascar en ayant fait un crochet par l'île Maurice. Cette dernière a beaucoup évolué ces dernières décennies, tout est plus propre, les logements superbes mais comme je ne bénéficierai d'aucune prise en charge, la case dépense donne la faveur à Madagascar. Rien de neuf ne rentre dans mon sac à tentative pour l'instant et je reprends l'avion pour Marseille.

J'essaye toujours de sortir ma mère qui auparavant en bondissait presque de joie et maintenant tire un peu la patte. L'absence d'exercice crée l'apathie ; je veux briser ce cercle vicieux, cahin caha je l'emmène jusqu'au supermarché voisin en faisant plus de pauses que l'année précédente. Voir du monde autre que les personnes âgées de son entourage la motive, surtout quand elle aperçoit de petits enfants. Où sans barrière psychique, elle rentre automatiquement en communication avec eux. Nous achetons des glaces et les mangeons sous un chêne vert séculaire, puis c'est un retour ponctué d'arrêts dans la côte finale. Des petits riens anodins de ces journées comptent beaucoup pour les pensionnés. Ces gens ne vivent plus que pour les visites, leurs yeux disent « venez nous voir ». Sur cinquante pensionnaires seulement trois reçoivent des proches, c'est bien joli de critiquer ces établissements mais si chacun s'investissait de quelques heures peut-être y aurait-il moins d'abus.

Le problème dentaire ressurgit, le chirurgien ne peut rien faire en cabinet et il m'indique une clinique où il pense que l'attente sera moins longue, je prends rendez-vous téléphoniquement pour le mois suivant. Le jour daté arrive : à l'avance, garni de nombreux dossiers sous mon bras je me positionne afin que le taxi médicalisé puisse bien m'apercevoir de la route quand il arrivera, le temps s'écoule l'heure fixée est dépassée. Je joins son patron qui, étonné, me réponds que le téléphone de son employé est coupé. Cela fait maintenant quarante minutes que je bouts : il survient pourtant, tête d'abruti qui, en plus, se complet dans sa bêtise. Monsieur était allé en Espagne, d'où le téléphone coupé, et s'était endormi après le repas. Je lui précise la situation et si la clinique annule le rendez-vous je ne réponds pas de moi. Une bataille de communication entre son employeur, la résidence et le standard médical s'en suit durant le trajet et la partie médicale bonne fille acquiesce le décalage du rendez-vous.

Le praticien observe Jacqueline.

-Oula, oui, j'en vois cinq à enlever et d'autres à soigner.

- Cinq ! Je réponds, incrédule.

-Oui, il ya une mauvaise hygiène dentaire.

Evidemment, la personne affectée à la toilette du couché à envie de partir chez elle et esquive le brossage des dents, qui plus est le soir il donne des desserts sucrées, seulement quatre fois des fruits sont proposés sur les quatorze repas de la semaine. Si ces personnes réglaient les frais dentaires, le problème serait résolu immédiatement. Pour rajouter au contexte, le médecin m'indique qu'ils ne font que l'ablation et non pas les soins car ils ne sont pas dentiste juste chirurgien.

-Mais enfin à l'accueil je leur ai bien précisé pourquoi je venais, et c'est un dentiste qui m'a dit de rendre chez vous je l'ai pas inventé.

-Je vous crois, il s'agît d'une erreur de communication, je vous conseille de vous rapprocher du centre hospitalier.

Et voilà re-case départ, une erreur, une ânerie endémique dans ce coin oui. Moi qui voulais éviter l'hôpital pour gagner du temps, nous en perdons à présent.

Au retour, je rencontre l'infirmière « c'estpasmoi ». Lui faisant grief de mes observations. Elle me réplique que les fruits sont durs à mâcher.

Et la moulinette c'est fait pour les chiens ?

Oh, vous savez, avec votre mère, nous avons énormément de problème pour lui faire laver les dents.

Mais les gens qui n'ont pas de problème ils ne sont pas ICI.

Après le repas, je tente l'expérience du brossage et tout se déroule à la perfection, encore un mensonge de madame l'incompétente et en plus elle est cadre et toujours en fonction.

Le lendemain, l'hôpital me précise qu'il n'y aura rien de disponible avant octobre soit trois mois, le chirurgien étant seul. Et il faut commencer par la consultation, je connais, je lui demande s'il est possible de mettre l'anesthésiste dans la foulée, elle me répond impossible, puis se ravise.

-Ah vous avez de la chance un créneau vient juste de se libérer. C'est possible.

Le jour venu ce ne sera pas pareil. En général il vaut mieux ne pas être malade.

L'été repend ses odeurs agréables de fenouils et d'iodes sur les routes côtières, j'essaie pourtant plusieurs raccourcis car une heure trente est nécessaire pour franchir les douze kilomètres séparant Cerbère de Banyuls. L'endroit a du succès et de nombreux vacanciers s'y pressent, sur les chaussées étroites.

Un nouveau passage en Septembre sur Madagascar est effectué sans résultat. Dépité, je reprends le chemin du retour et fais une croix sur ce projet. Le quotidien routinier me happe à nouveau avec la coordination du taxi et de l'hôpital car un séjour a été programmé pour des examens qui ne donnent rien, c'est-à-dire qui confirme l'irréversibilité des pathologies. Vient en octobre le jour des visites dentaires, pour une fois point de soucis du côté transport, sauf à l'arrivée ou le secrétariat m'annonce que Jacqueline Faucher, n'est pas prévue en visite.

-Mais c'est impossible une consultation le vendredi le dentiste prend son congé.

-Ah oui ! Et depuis quand ?

Réponse embarrassée.

-Eh bien, cela fait maintenant deux bons mois, et puis, on ne donne jamais un rendez-vous anesthésiste le même jour.

-Je vais vous dire ce qui s'est passé, vous avez omis de contacter les patients qui avaient pris audiences avant les modifications du jour de congé du docteur et en plus je reconnais votre voix c'est vous qui m'avait couplé les deux rendez- vous à ma demande.

-Mais je vous assure.

-Bon on va reprendre, un rendez-vous, ce serait sympa si vous preniez en charge les frais de déplacement et mon temps perdu mais il ne faut pas rêver, en revanche, vous me donnez un reçu dû pour le jour de la consultation, regardez par la même occasion si on peut mettre les deux rendez-vous.

En s'absorbant dans l'ordinateur, elle m'indique.

- Oui il y a une possibilité de coupler les deux médecins.

- Ah ! Vous voyez vous me souteniez mordicus que c'était impossible, chauffeur, vous êtes témoin. Celui-ci édifié de tant d'organisation branquignole confirme.

- Ne vous inquiétez pas c'est endémique, peut-être le vent qui l'occasionne. Lui dis-je.

Encore un déplacement pour rien, les soins vont encore attendre. Décembre noircit ses premiers jours. Quand un ami ancien me contacte. Je n'avais plus de nouvelles depuis deux ans, son portable renvoyait inlassablement sur la messagerie. Il me raconte sa mésaventure, opéré de toutes les vertèbres qui ont été fendues une par une afin d'y déposer un insert métallique pour agrandir le canal qui se rétrécit et bloque la moelle épinière. Il a été contraint à un coma artificiel et le restant des mois après son réveil à une lente rééducation dûe à la paralysie complète dont il faisait l'objet. De l'avis médical, c'est un miraculé car il a retrouvé l'usage de ses membres. Sportif incurable, j'avais traversé par deux fois le Sahara avec lui, il me fait part de ses nombreux projets, son appétit de vie se trouve décuplé par cette deuxième naissance.

-Et toi qu'est-ce que tu envisages prochainement ?

-Je lui explique ce que j'avais projeté.

-Ah si tu revois ta perspective, je pars avec toi.

Je songe qu'un ami de confiance possèdent du temps me serait agréable surtout si je devais m'absenter quelques jours pour gérer mon organisation.

-Tu vois, je n'ai rien trouvé sur Diègo-Suarez à Madagascar mais peut-être si je cherche sur Tamatave je découvrirais mon bonheur, la ville est plus grande.

Aussitôt dit, aussitôt fait, je m'absorbe dans la recherche de maison à l'aide des sites internet. Difficile de trouver deux corps de bâtiment distinct séparés ou non. Je fais part de mon nouveau projet à un ami résident à Diègo-Suarez qui me répond par mail quelques jours plus tard. « Je viens d'acheter une maison et je déménage de ma location si tu veux la récupérer ? ». Voilà comment sont les choses, on cherche, on bâtit, on se démène et puis pouf l'inattendue choit sans vraiment le provoquer. Bien sûr que cette habitation m'intéresse j'y avais vécu trois années en colocation avec ce même collègue. Elle est composée en deux parties de plain pied entourées d'un grand jardin, l'ensemble situé en centre-ville.

Je lui délègue le soin de faire signer le bail par la propriétaire et m'immerge dans les documents et autorisations, très vite mon bureau déborde de dossiers et c'est autour de la table de la salle à manger de servir d'annexe. Il faut que je renouvelle mon visa résident malgache durant le séjour à partir du mois de Février, je me fixe trois mois sur place car le passeport doit être envoyé aux autorités malgaches qui le gardent un temps assez long.

Sur ce, les visites dentaires pour Jacqueline arrivent, le circuit bien connu de la première fois recommence sans incident notoire cette fois ci. L'intervention est fixée à la mi-janvier, ça colle dans mon organigramme. C'était sans compter sur Air Madagascar spécialiste du bouleversement de date, surtout une fois l'argent encaissé. Il est en effet insupportable de payer la totalité d'un service avant que celui-ci ne soit exécuté, d'accord pour payer une avance mais gageons que l'encaissement du solde à l'embarquement obligerait les acteurs du transport aérien à plus de professionnalisme toujours prompts à jeter une multitude de règles et d'interdits sur le voyageur.

- Bonjour, vous deviez prendre le vol du quatre février ?

-Absolument.

-Nous avons des problèmes techniques avec le gros porteur nous devons le mettre en réparation durant un mois, nous vous proposons de reculer votre vol d'un mois soit de l'avancer de quinze jours.

-Un mois après, c'est impossible je dois refaire mon visa résident je serai trop court, va pour la mi-Janvier.

Il faut que je gère l'intervention dentaire de Jacqueline, malheureusement la date ne peut être modifiée. J'organise avec quelques proches le soutien pour elle de cette journée où je serai absent à ma grande déception.

Le temps s'accélère et me voilà sur Marseille dialoguant avec ce collègue miraculé de son opération vertébrale sur le futur des prochains mois. Il me promet de passer prendre la température en Mars ou Avril, puis c'est le trajet que j'effectue avec habitude.

La ville mue, les croisièristes toujours plus nombreux affligeant de similitude, maris comparant leurs appareils photos et les épouses professionnelles gloussant de leurs escapades afin de lutiner avec un personnel de bord, dame il faut que le voyage soit réussi. L'originalité de ce moyen de transport c'est que les cocus paient la chambre. L'animation de la cité se perd, les jeunes filles s'engluent sur face de bouc avec leurs amants de passage délivrant à chacun les mêmes arnaques. Chèri ma mère, est malade, je dois me faire opérer, j'ai été cambriolée, tu m'as mis enceinte, je dois payer mes études : Il faut que tu m'aides. Sous-entendu envoie l'argent. Et ça marche les maisons s'érigent et le parc à voiture se renouvelle.

Je me lance dans les travaux d'aménagement, peinture, réfection diverses achat de meubles et linges de maison. Ici pas de grandes surfaces dédiées, c'est la recherche rustique jusqu'aux friperies pour dénicher les dimensions adéquates. Je prends des nouvelles de Jacky. Mauvaises nouvelles, elle est atteinte d'une bronchite.

-Nous vous avons écouté, nous ne lui avons pas donné de pénicilline. Me dis l'infirmière, toujours l'habituelle surdouée.

- Mais par lequel l'avez-vous remplacé ?

- Un macrolide

-Oh là, là. Mais c'est violent, en plus il l'avait interdit pour les enfants à une époque.

Bien entendu l'état empire, je vais devoir rentrer, je téléphone au docteur référent qui n'a pas été averti.

-Mais ce n'est pas possible, je quitte mon cabinet, je vais voir votre mère immédiatement.

Le brave docteur Pierre F change le traitement antibiotique et m'appelle le lendemain, l'état s'améliore et me dis qu'il n'est pas nécessaire de venir, en revanche il faut annuler l'intervention dentaire, l'anesthésie serait dangereuse. Bon finalement au moins je serai présent pour la suivante. Sur la question de qui avait écrit l'ordonnance du macrolide c'est une initiative de l'infirmière qui était allé trouver un médecin affecté à un autre patient et qui avait prescrit cela à la volée. Si l'issue avait été fatale, personne n'aurait été responsable, « cépamoi », l'antibiotique absout tout même le meurtre.

Après cette semonce, je me consacre à la fin de mes travaux, le visa me parvient, je peux passer à la recherche du personnel. Neuf personnes seront nécessaire, trois gardiens, une bonne, quatre infirmières plus une cuisinière pour nourrir l'ensemble. Le plus délicat sont les infirmières, j'explique l'état de ma mère et mon projet. J'élimine les plus jeunes pour éviter les absences inopinées du vendredi et samedi soir, et certaines qui veulent déjà commander, je leur pose des questions sur leurs capacités à maîtriser les perfusions au cas où. Insiste sur les toilettes et le lavage des dents, je veux une maman qui sent bon. Au final, l'équipe sera composée de trois infirmières et un infirmier.

La profusion de différentes églises, paroisses chapelles, mosquées, temples m'amènent à leur demander leurs régimes alimentaires, les uns ne mangeant pas de crabes, d'autres de crevettes, de porc, de poulets, certains légumes, d'animaux, je leur précise que je me nourris de tout et que je ne vais pas m'astreindre à leur faire plaisir parce que sinon nous serions obligés de jeûner quotidiennement. Je leur indique l'élaboration d'un tour de service une personne par vingt-quatre heure, lundi, mardi, mercredi, les mêmes pour le jeudi, vendredi, samedi et une dimanche et jour fériés qui assurera aussi les tours de congés. Les remplacements seront possibles en m'en informant par écrit. L'histoire : *oui mais il m'avait dit qu'il viendrait*, ce n'est pas pour moi. Le papier signé permet de prendre des dispositions envers l'oublieux, une prime d'assiduité équivalente à un treizième mois sera versée deux fois l'an, elle pourra être amputé d'un tiers pour n'importe quelle absence, j'assurerai leur paiement en cas de maladie jusqu'à un mois. En parlant de rémunération je la fixe au dernier indice mensuel de la fonction publique d'infirmier diplômé d'état. Leur cadre administratif sera celui d'infirmiers libéraux ce qu'ils feront avec le fisc ne me regarde point je les réglerai en prestataire de service. Ils auront à leur disposition le couchage et la nourriture. Tous paraissent enchantés des conditions et nous donnons rendez-vous pour le milieu du mois de Juin.

Je contacte ma cousine germaine, Nelly, nièce de ma mère pour qu'elle positionne ces jours de congés car je l'invite au voyage, elle me sera de bons conseils étant elle-même infirmière stomathérapeute et formatrice aux multiples spécialités. Elle possède aussi de l'énergie et un air de famille qui la fait souvent passer pour la fille de sa tante. J'achète donc deux billets à Air Madagascar un pour elle un autre pour moi, seulement mon collègue qui pensait venir fait faux bond.

Je rejoins donc Cerbère et m'attache aux papiers de Jacky, il me faut une quinzaine de documents pour déposer le dossier au Consulat de Madagascar en France, chacun d'entre eux demande une multitude d'autres.

Passeport,

Neuf photographies,

Deux demandes manuscrites pour le ministre de l'intérieur,

Extrait casier judiciaire,

Photocopie billet aller, retour,

Un certificat de résidence en France visé par la police municipale,

Certificat de résidence de l'hébergeur, signature légalisée auprès de la mairie malgache,

Certificat de prise en charge de l'hébergeur,

Photocopie légalisé de la carte de résident de l'hébergeur,

Acte de naissance,

Livret de famille,

Justificatif de ressources,

ATTESTATION BANCAIRE QUE LE COMPTE EST ALIMENTE A MADAGASCAR.

Je parviens à tout fournir sauf le casier judiciaire qui n'arrive pas de Nantes, j'envisage alors de prendre l'avion pour aller le quérir directement car il s'agît d'une personne sous tutelle. Cependant, il finit par se matérialiser dans la boîte aux lettres. Néanmoins pour gagner du temps je le porterai directement au consulat de Madagascar à Marseille. Je pense pouvoir faire l'aller-retour en huit heures de train. Je contacte Sergio l'ami globetrotteur, toujours d'oreille attentive et plus encore quant il s'agît de voyager.

-Poto, il faut que tu m'attendes à la gare ST Charles, pied sur l'embrayage et première enclenchée, je vais arriver à onze heures vingt et le consulat ferme à midi.

Amusement à l'autre bout du fil.

-D'accord j'y serai !

Ce qui était le cas la semaine suivante. Nous arrivons donc dans l'adorable consulat, bâtiment belle époque situé sur les hauteurs du quartier Périer entouré d'une aristocrate végétation. Absence de formalité pour pénétrer dans l'enceinte, pas d'excité aux stéroïdes et cheveux ras pour fouiller et farfouiller, c'est reposant. Surprise, point d'attente et je reconnais agréablement l'employée toujours là depuis plusieurs années. Affable, elle dégage une sérénité certaine, l'ensemble donne l'impression d'être en famille. Je lui remets les nombreux feuillets en lui demandant combien de temps cela mettra pour obtenir le visa.

-Oh mais vous démenez tant, je ne vais pas vous faire revenir, j'appelle le consul et je vous le délivre de suite.

Il ya des jours comme ça, quelle félicité, moi qui me voyais parti pour d'incessantes relances téléphoniques. C'est la seule personne qui ne m'a pas tracassé en deux années .Je ne peux m'empêcher de faire le parallèle avec mon département de résidence en me demandant si ce n'est pas lui qui est sous-développé.

Le visa en poche, je tire Sergio des lieux qui s'y sent bien et ne veux plus partir. Je l'invite dans un restaurant de poisson en bord de mer et il me ramène en gare. Direction Cerbère train direct jusqu'à Perpignan, le conducteur pressé d'aller faire griller ses saucisses démarre en avance en oubliant le contrôleur sur le quai. Médusé ce dernier court en catastrophe chercher une voiture qui l'amènera une station plus loin où immobilisés, nous l'attendons. Arrivée à l'heure à Perpignan c'est au tour de ma correspondance d'être partie en avance, je suis bon pour attendre la suivante. C'est le soir et sûrement l'envie de saucisses devait démanger le conducteur.

J'avance réellement, maison, personnel, visa, reste l'extraction dentaire, l'autorisation médicale et l'information aux juges des tutelles que j'avais par avance contacter.

Le cabinet de l'hôpital m'indique peu de temps avant que l'intervention ne s'effectuera pas en ambulatoire et qu'il faut prévoir la nuit précédente à l'hôpital. Après le report de l'opération il se méfie, je plaide pour une ambulatoire car le changement de chambre et de lieu peut un peu stresser la patiente. Réponse négative et froide de l'interlocutrice. Lorsque l'entrée se confirme avec les dossiers complets, je demande à quelle heure sont prévues les ablations :

-Nous ne pouvons vous le confirmer c'est le bloc qui commande et tout peut-être décalé en dernière minute, pour l'instant elle est prévue pour onze heures du matin, vous comprenez bien que s'il ya un enfant en urgence il sera prioritaire.

Dans le style les vieux schnocks, ils nous pèsent.

-Bien mais en mangeant à 18 heures elle va être à jeun plus de 15 heures et vous n'êtes pas sans ignorer que le métabolisme des personnes âgées étant différent il s'adapte très mal de cette situation de surcroît avec une anesthésie, est ce que quelque-chose est prévue ?

Mon interlocutrice me répond vaguement agacée qu'ils savent ce qu'ils font. Je sens que le la gonfle, je prends congé et prévoit d'être sur place au réveil post opératoire.

Une heure après, juste en sortant de mon véhicule l'hôpital me contacte, qu'est ce qui peut bien se passer ?

-Ah là, là, votre mère ne veut que s'échapper, ne pourriez-vous pas revenir ?

-Je vous ai demandé de faire l'intervention dans la journée comme la première fois, vous avez refusé et bien maintenant vous gérez, c'est bien clair, bonne soirée.

Le lendemain, n'ayant plus était contacté je me prépare pour être au réveil anesthésiste aux alentours de midi mais connaissant ces dieux de l'organisation qui peuplent l'endroit, précautionneusement, je téléphone avant.

-Ah mais votre mère a déjà été opérée très tôt ce matin, le réveil c'est bien passé, le taxi est venue la chercher.

-Vous avez averti le taxi mais vous m'ignorez ! Quel nom est inscrit sur le protocole, le mien ou celui du taxi ? C'est bien la peine de signer des tas de documents.

-Ah mais «cépamoi » c'est ma collègue qui s'en est occupée.

Assommant, même proche de la ménopause, elle n'assume toujours pas. Encore une tourmentée par les misères du vent et la trop grande absorption de saucisses.

Je retrouve Jacqueline à la maison de retraite un peu sonné mais elle va bien.

-Alors, Maman, ça va ?

-Suis fatiguée.

-Tu étais où ?

-Et bien ici, où veux-tu que j'aille ?

Impressionnant Alzheimer !

*

J'attends une semaine et direction l'hôpital pour les vaccins aidé par un fauteuil roulant ce qui accélère nos déplacements. Que de changement dans la mobilité, les effets secondaires de la Valpromide sont terribles. Elle, si vive, cinq années auparavant quand elle s'était envolée seule pour Tahiti sans avertir personne, sur les traces de Gauguin et Brel. Nelly, sa nièce, m'avait téléphoné à Madagascar en descendant en urgence à son domicile de Cassis pour voir ce qu'il se passait et avait appris la nouvelle par le calendrier de l'entrée indiquant les dates de départ et le nom de réservation de l'hôtel. Elle récidivait l'année d'après. Une iconoclaste.

Le spécialiste des maladies tropicales lui administre le vaccin de la typhoïde, celui de la fièvre jaune avait été fait en amont.

-Je pense que si elle l'attrape, il y a peu de chance quelle en réchappe idem avec le palud mais vu son état vous ne prenez pas vraiment de risque.

-Pour le paludisme, j'ai planté quinze eucalyptus dans le jardin et une vingtaine de bosquets de citronnelles, les moustiques en ont horreur. Puis son studio sera équipé de climatisation et son lit bien entendu comportera une moustiquaire traitée. Quant à la nourriture je trempe tous les aliments dans l'eau javellisée durant trente minutes avant utilisation suivi de trois rinçages dont le dernier au vinaigre et veille aux lavages des mains du personnel.

-Parfait et bonne chance.

Néanmoins une bagarre avec la mutuelle se déclenche, elle ne veut pas rembourser les mois de prescription médicale, il faut faire une lettre à la sécurité sociale qui ne répondra jamais, bien que la loi prévoit cet état pour les personnes s'expatriant, qui plus est cancéreuse comme c'est le cas. En revanche la cotisation fonctionne formidablement. Je cours plusieurs pharmacie et parvient à cumuler trois mois d'avance, puis j'ajoute plusieurs éléments hygiéniques.

Un soir, Nelly me contacte :

-Tu as vu les nouvelles ? Air Madagascar est en grève.

-Zut, je me renseigne et je te rappelle.

L'arrêt de travail prend de l'ampleur. La date du départ approchant notre rendez-vous à l'aéroport de Marignane avec nuit d'hôtel est ajourné, je décommande aussi le taxi. Nelly décide de me rejoindre sur Cerbère avec son mari en espérant un vol au dernier moment. L'ennui c'est l'échéance du contrat de la maison de retraite, la fin de mon bail locatif et la rémunération du personnel à Madagascar, ce n'est plus un grand écart que je dois effectuer mais une figure acrobatique sur un rocher escarpé.

Le vol était maintenu puis annulé chaque jour pendant une semaine, régime de la douche écossaise ou bien malgache pour l'occasion. Un soir un appel sans numéro vibre sur mon portable.

-Allo, c'est Air Madagascar nous avons un vol Pour Antananarivo, demain pour deux personnes, êtes-vous toujours partant ?

-Mon vol doit aller sur Diègo-Suarez, y-a-t-il un avion en correspondance ?

-Je ne sais pas je vous rappelle.

Il ne me recontacte pas, leur centre d'appel ne décroche pas et le numéro de l'interlocuteur étant inconnu je suis sans nouvelle. Nelly, la mort dans l'âme avec son mari, repartent vers leurs occupations professionnelles leur temps de congés est épuisé. Je prends mon mal en patience. L'affaire dure depuis un mois, la compagnie aérienne ne veut pas rembourser au mépris de la loi. J'ai dû me faire héberger, les nouveaux locataires sont arrivés dans mon logement. Pourtant la maison de retraite compréhensive à prolonger le séjour de Jacqueline.

Je farfouille sur internet de multiples possibilités, l'ennui il n'y a que trois compagnies qui desservent l'île, néanmoins je décèle deux places de libres en dernières minutes sur Air Madagascar. Je tente l'opération apparemment cela fonctionne. Le rachat de billets va occasionner des observations comptables au juge des tutelles mais bon. Je recommande un taxi pour le trente juillet, boucle mes valises, informe l'administratif et le jour venu, je prends Jacqueline qui attend toute sage sur le banc de l'entrée de sa résidence, au moins ce contretemps lui aura vraiment permis d'éliminer les toxines de l'anesthésie. Personne au départ, il est vrai que les résidents l'avaient fêté plusieurs fois et ne devaient plus croire à celui-là. J'informe le secrétariat qui vraiment ont été parfait jusqu'au bout, si tout avait fonctionné comme eux que de temps gagné.

Un trajet de quatre cent kilomètres en voiture, attente de cinq heures, vol de dix, brève escale, arrivée prévue le lendemain à huit heures, risqué mais jouable.

Sergio l'incontournable et Dan autre ami seront à l'enregistrement pour me permettre les formalités sans que ma mère s'échappe je ne sais où dans l'aéroport. Surtout que quand elle est dans l'action ses propriétés intellectuelles ont tendances à revenir et les gens peuvent la prendre pour une personne ordinaire. Elle peut aussi monter dans un car et se retrouver, perdue quelques kilomètres plus loin. Je me plonge dans la file d'attente pour l'appeler au dernier moment, sort une batterie de papier même l'extrait de jugement de tutelle s'y ajoute. Bref adieu avec les deux amis, contrôle de sécurité Jacqueline ne comprend rien, je me méfie car si son cerveau n'assimile plus la logique, elle ressent les tensions et peut à tout moment lâcher un « mais elle nous emmerde celle-là » situation inconfortable maintes fois vécues. Bien entendu le fauteuil ne passe pas au portique de sécurité avec la personne dessus, Jacqueline se lève, hauts les mains pour le détecteur de métaux portatifs, police de l'air dans la foulée et salle d'attente.

Habituellement, je croise toujours une connaissance sur ce vol, rien cette fois-ci, en face de nous une midinette en rose, coque du portable assortie, s'absorbe dans face de bouc, s'interrompant de temps à autre pour se prendre en photo. Je songe que Narcisse était vraiment un amateur. Ces créatures sont assez courantes sur ces lignes. Insectes cruels, sans scrupules et mortels, ayant connu réellement la faim avec comme obsession implacable d'attirer dans ses mailles un mari d'une autre nationalité pour aspirer sa vitalité et son argent. L'âge aidant elles ne plairont plus, qu'importe, juvénile veuve avec leur héritage elles se paieront des jeunes gens à leurs goûts, dans une maison qu'elles auront fait bâtir loin de leurs cases en tôles de naissance. Mais cela ne fera jamais à coup sur de reportage télévisuel.

Vers six heures trente du soir l'avion décolle avec une heure et demi de retard dû aux comoriens en surcharges comme d'habitude. La nuit est normale, c'est-à-dire blanche, entourés de gamins hurleurs. La compagnie cultive sa réputation, elle doit faire un élevage en soute. Bouchon dans les oreilles, nous prenons notre mal en patience.

L'appareil amorce la descente, j'aperçois dans les lambeaux de brumes le paysages typiques des hauts plateaux de l'île avec ses maisons d'argiles rouges trouant le vert de la végétation. Les villages regroupés sur des oppidums entourés de fossés paraissent se protéger d'un envahisseur potentiel. Le sol aéroportuaire doit se préciser, l'avion ouvre son train, le brouillard se fait plus dense, le haut-parleur se met à éructer une phrase inaudible. Le moteur rugit puissance au maximum et nous reprenons de l'altitude. L'atterrissage est avorté après un tour à 360 degrés incliné sur le côté, le pilote tente une autre approche qui se solde comme la précédente. Troisième tentative avec le petit déjeuner qui commence à suivre les évolutions de l'appareil dans l'estomac des passagers. Echec.

Bref message en anglais où je comprends qu'il est question d'aller atterrir à l'île de la Réunion. Ce que confirme le pilote quelques minutes après, cause en est le brouillard empêchant l'atterrissage. Sans retard, nous aurions atterri de nuit et éviter l'opaque brume matinale.

Posé sur le tarmac de l'aéroport de Roland Garros, il nous est interdit de quitter l'appareil de se lever et même d'utiliser les toilettes durant les trois heures d'immobilisation. Pour couronner l'ensemble il n'y a plus d'eau. Le progrès du transport aérien ces dix dernières années, c'est d'avoir transformé les passagers en otages.

Aux alentours de midi l'aéronef redécolle, bien entendu à l'arrivé notre correspondance est partie. L'employée de l'accueil indifférente, lobotomisée, formée et entraînée aux cours de nombreux stages récite mécanique :

-Le brouillard étant une cause externe à notre volonté, nous ne sommes pas responsables des correspondances ratées.

-Et les quarante-cinq jours de grèves ? Vous voyez bien que j'accompagne une personne à mobilité réduite.

-Je vous comprends mais je ne peux rien faire. Vous devez prendre le vol du lendemain je vais vous modifier votre billet.

Je pense qu'un jour les compagnies mettront un automate car un passager ne maîtrisera pas ses nerfs et prodiguera quelques gifles avec délectation sur le personnel des comptoirs.

J'embauche un porteur pour surveiller Jacqueline pendant que je change mes devises et achète du crédit pour mon téléphone. J'avais sur ma liste d'infirmiers remplaçant un jeune homme sympathique d'Antananarivo, par chance il serait peut-être disponible pour vingt-quatre heures.

Celui-là décroche, je lui explique la situation, avec son accord nous nous donnons rendez-vous dans un hôtel du centre-ville pour l'heure suivante. La navette de l'aéroport est disponible nous pouvons donc embarquer. Les différents quartiers de la ville basse défilent dans la cohue, pourtant la circulation devient plus compacte aux abords des premières collines du centre. Chaque quartier serré comme pour se tenir chaud pendant les mois d'hiver fonctionne à l'identique d'un petit village avec tous ses commerces. Les gens se saluent dans les ruelles enchevêtrées, suspendues aux pentes abruptes, au milieu de canards, de chiens endormis et de chats méfiants. Des enfants insouciants tapent des balles fatiguées de rebondir en se poussant inquiets quand traverse un adulte. Les voitures s'extirpent du conglomérat de motos, vélos, pousse-pousse qui l'engluent avec science. Incongrûment quelques personnes philosophes aux carrefours regardent ses vagues d'humains mêlées de mécanique déferler incessamment.

Sur des pavés incertains, Jacqueline esquisse de petits pas chancelants soutenue par mon bras. La clef pris à la réception nous propulsons dans une chambre du rez de chaussée, accompagné de l'infirmier fidèle au rendez-vous. Trente-cinq heures que nous sommes partis. En passant devant le patio, Jacky à bout de nerfs tente de défaire sa couche stupeur des clients attablés pour l'apéritif. Heureusement la chambre est à un mètre et nous nous y engouffrons. Après l'avoir couchée, l'infirmier reste avec elle pendant que je vais chercher de quoi grignoter pour lui apporter des choses qu'elle aime.

Le lendemain, l'infirmier est revenu avant l'envol, nous profitons de l'agréable bord de piscine face à un petit déjeuner exquis où s'unissent agréablement nombre de fruits tropicaux, crêpes, gâteaux, confitures sous le regard d'oiseaux colorés impatients de notre départ.

A l'heure dite, nous sommes en face des comptoirs d'embarquement où je reste ferme devant le personnel qui voudrait que nous payons une surtaxe par rapport au changement de date. Incroyable. La situation dure une bonne trentaine de minutes, je jette un œil sur ma mère, d'instinct je sens que ça va partir et avant que je n'ai pu poser ma main sur son bras le :

« mais elle nous emmerde celle-là » fuse. Voyant mon embarras et après quelques coups de téléphones, la guichetière tout sourire m'explique que l'on va pouvoir nous délivrer les carte d'accès à bord. Celle-là peut avoir la médaille d'or de la compréhension, cela contrebalancera les autres.

Jacky, remontée et reposée, après une nuit de sommeil, m'inquiète, à la fouille de la sécurité, je sens bien l'animal grognon prêt à feuler mais ouf, il se contient.

Air Madagascar qui détient le monopole intérieur a choisi de mettre ses ~~otages~~, pardon ses passagers à la diète sévère en ne délivrant pas de repas à midi, seulement des boissons. Je ne touche plus à la nourriture plateau mais de nombreux en-cas pré-emballés pourraient avantageusement dépanner. Je commande donc deux breuvages chimiques et l'hôtesse poursuit en poussant son chariot.

-Ouh, cette noire, elle a un gros cul.

Et voilà, fallait bien qu'elle lâche quelques choses.

-Chut Maman.

-Non mais elle a vraiment un gros cul.

Dis encore plus fort, l'infortuné sursaute et l'hilarité se déclenche alentour, je me fais tout petit en lui tenant l'épaule, mais elle a son public et poursuit gaillardement.

-Ah oui avec un gros cul comme ça et d'aussi petits bras je me demande comment elle fait pour se torcher.

Là, c'est l'explosion générale. L'instant d'après, quand je demanderai s'il n'y a pas de biscuits d'apéritifs pour accompagner les boissons. Suivra un vindicatif :

-NON, il n'y en a pas !!!

L'avion se pose, fin du périple. Un ami m'attend avec son pick-up tout rentre dedans, humain et bagages. Direction la maison où le personnel nous attend avec un radieux sourire de bienvenue sur leurs visages.

*

L'organisation est bien huilée ainsi les journées s'équilibrent rythmées à heures ponctuelles des soins prescrits. Jacqueline, lavée, briquée, peignée sent enfin une bonne odeur de toilette ; toutes ses affaires qui exhalent le vieux de la maison de retraite sont aérées. Un massage par semaine vient en complément, suivi de médicaments spécifiquement féminins : manucure et coiffeur s'agrémentent de quelques sorties hebdomadaires. Elle apprécie la vue de plus grande baie du monde lorsqu'elle se rend dans un bar restaurant qui la surplombe. A son domicile nous nous faisons apporter un petit chat qui s'installe directement sur ses genoux et ne la quitte plus. L'ambiance est au beau fixe et une bonne entente règne entre le personnel qui plaisante souvent ensemble.

Mais tout ne pouvait fonctionner parfaitement ad vitam aeternam, l'électricité s'invite au rendez-vous. Le vent qui secoue les câbles alimentant la maison, à force de friction, se sont dénudés à notre insu. Des boules de feu blanches jaillissent dans les airs et enflamment la première poutre extérieure de l'habitation principale. Alerté par le gardien, j'ai le temps de le stopper dans son élan. Il allait arroser l'incendie au moyen du tuyau de jardinerie. J'avise alors un sac de sable qui restait des travaux, par chance, il est humide car il se fait asperger par inadvertance lors de l'irrigation quotidienne. Une projection de sable à la façon de boules de neige s'avère efficace et stoppe le début de sinistre.

La compagnie d'électricité alertée vient remplacer ses fils, comme elle gère aussi la distribution de l'eau. Elle en profite pour nous laisser la facture de cette dernière. Le prix et la consommation sont vertigineux, effectivement en vérifiant le compteur nous apercevons l'ailette qui tourne à une vitesse folle pourtant tous les robinets sont fermés. La seule conclusion est qu'une fuite se dissimule quelque part. Le lendemain, une équipe de maçon se met à pied d'œuvre en éventrant une partie du jardin malheureusement l'écoulement par déduction se situe sous le centre de la maison. Nous devons donc changer toutes les canalisations. La propriétaire ne répond pas, seul, j'aurais plié bagage depuis longtemps mais impossible avec tout ce qui a été mis en place. Les travaux s'effectuent pendant trois longues semaines. Quand tout fonctionne, la femme de ménage se plaint de prendre l'électricité en faisant la lessive puis c'est autour de la cuisinière de l'attraper au robinet de l'évier. Jacqueline crie sans arrêt en prenant sa douche aidée de l'infirmière. Pourtant, en allant dans ses différents endroits, je ne ressens rien aux contacts de la plomberie.

Un électricien vient faire les vérifications et effectivement son voltmètre indique la présence de courant dans les zones indiquées. Je comprends alors que la terre avait été sûrement mise sur le chauffe-eau et en changeant les tuyaux d'alimentation, l'électricité stagne dans les anciennes arrivées. Il va falloir repenser le système. Conciliant l'artisan me fait part de sa réflexion ainsi si je trouvais les plans de construction l'on pourrait dénicher à quel endroit la terre a été positionnée. Une gageure. Dépité, j'observe un couple de passereau qui vient d'emménager sous l'auvent du garage. Ils sont loin de ce type d'ennui, me dis-je, quoiqu'ils doivent en avoir d'autres avec les chats qui rodent. Dire que la femme de ménage m'assure que ces oiseaux portent chance.

Le regard perdu sur leur incessant manège près de la gouttière, j'aperçois un fil électrique caché par cette dernière. Instamment, je sors de mon absence et tape sur le bras de l'électricien en désignant le fil.

- Peut-être est-ce le bon, il se dirige vers un robinet extérieur.

Le travailleur spécialisé positionne ses électrodes et l'aiguille monte en flèche. Gagné ! C'est bien la terre.

- Coupe-la et puis encore une deuxième fois si par hasard les fils se juxtaposaient.

Deux jours de chantier pour installe deux terres bien normales à plus d'un mètre de profondeur et nous pouvons souffler. Enfin presque au vu des papiers qui m'attendent pour l'établissement du visa, je peux terminer le marathon bureaucratique que j'avais entrepris en début de mois, la mairie ne veut rien entendre et veut voir la personne, pourtant je lui précise que ma mère ne peut signer. Elle mandate alors un employé jusqu'à notre domicile qui, lui, essaye de la faire parapher. Jacqueline prend le stylo et se met à dessiner une fleur, l'employé surpris change de formulaire et ma mère dessine un petit lapin. Résigné, il me tend un troisième feuillet et me demande de signer à sa place.

- Ah, vous voyez c'est pour cela que les procurations existent et les tuteurs aussi.

Seul manque à l'appel l'attestation bancaire. La banque décidant de trainer des pieds ou peut-être que l'employé attend un bakchich qu'il n'aura pas.

*

Je patiente encore une semaine par précaution pour contacter Nelly et lui expliquer l'adaptation de

Jacqueline réussie. La date venue, je lui fais un petit bilan positif en tout point. Ma mère se régale d'avocats, redevient autonome petit à petit pour de multiples choses quotidiennes. Parfois installée sur un fauteuil à l'entrée elle rit des pousses pousse chargés d'enfants vêtus de roses revenant des écoles proches.

Evidemment, le lendemain de ces nouvelles positives, Jacqueline tombe malade. L'ennui avec ces personnes, c'est l'absence de dialogue cohérent pour le diagnostic. Un docteur à son chevet me demande d'arrêter tout traitement et lui prescrit un anxiolytique pour cinq jours. En lisant la notice je m'aperçois qu'il ne faut surtout pas le prendre dans son cas et l'arrêter brusquement. Je décide de la faire perfuser avec des vitamines et des oligo-éléments ajoutés à la continuation de son traitement de base. Prodiguant maints encouragements à son chevet, je lui parle de jolies plages et de bons repas. Puis je m'éclipse sur la pointe des pieds une fois qu'elle est endormie. En fin de nuit, l'infirmière de garde me fait réveiller, affolée par sa toux grasse.

Parvenu à sa chambre, je me tourne vers l'infirmière souriant.

-Ah, elle est sauvée, c'était un gros rhume. Si nous l'avions diagnostiqué avant nous aurions pu la soulager de meilleure façon, la pauvre. Pourtant nous observons des consignes strictes en cas de rhino pharyngé personne ne l'approche ou seulement quelques brèves incursions avec masques et mains aseptisés.

Les délires ont cessés et Jacqueline veut se lever malgré son affaiblissement. C'est bon signe, après quelques temps, nous programmons quelques sorties mais hélas, je sais que ces plages de rêves dont je lui parlais, lui seront désormais inaccessibles, trop éloignées, sauvages et difficiles d'accès.

Un menuisier nous fabrique un lit d'hôpital avec un dossier redressable et une table amovible qui l'enjambe

Les semaines défilent : le visa est arrivé, les climatisations sont posées, bien entendu celle du studio de Jacqueline fait des siennes. Seul le programme automatique désire fonctionner à peu près correctement et le vendeur ne veut rien entendre. C'est gérable car il ne faut pas une trop grande amplitude thermique entre l'extérieur et la chambre. Cela reste sur 28° avec la touche de déshumidification qui enlève la moiteur ambiante : nous obtenons une atmosphère agréable. Vers onze heures du matin, nous installons Jacky dans un fauteuil sous une toile un ventilateur dans sa direction ponctué de quelques coups de vaporisateur. Sieste après le repas et sortie après seize heures lorsque la chaleur redescend.

Lors des retraits d'argent au guichet bancaire, muni des deux passeports, certificats de résidence, carte de résidence, livret de famille, cartes visas, attestation de tutelles légalisés par l'administration malgache, chéquier et extrait de compte portant les deux noms celui de ma mère et le mien etc..., la chef d'agence refuse le paiement au prétexte que ce n'est pas un juge des tutelles malgaches qui a signé le document. Je m'interroge sur l'existence de celui-ci dans cette ville, par acquis de conscience je me présente au greffe du tribunal. Surpris, le fonctionnaire à l'évocation de cette demande, me confirme dans ce que je pressentais : l'absence de juge de tutelle. Précisant au surcroît que mon document légalisé rempli parfaitement les conditions. Je retourne donc à la banque toujours hermétique au retrait, j'y suis pourtant client depuis une dizaine d'année. J'en effectue un sur mon compte. Il faudra que je fasse des reversions comptables, la comptable de la juge en France va s'arracher les cheveux. Sentant la faille dans l'argumentation bancaire, j'avance ironique.

- Et si j'emmène la cliente en présence d'un huissier et d'un journaliste vous ne pourrait peut-être pas refuser le retrait ?

-Ah mais si elle vient en personne, il n'y a pas de problème.

Comme la banque est dans les locaux d'un luxueux hôtel, nous en profiterons pour prendre un verre au bord de la piscine.

Jacqueline chapeautée d'une coiffe en paille, aidée par deux personnes gravie les quelques marches du perron, nous avons effectué le trajet en triporteur, prise en sandwich avec l'infirmière et moi-même, elle a confiance et s'en amuse. Chancelante, elle pénètre dans l'agence bancaire sous le regard de la responsable dont le visage blêmit à la situation qu'elle fait vivre, sûrement prise de remords, elle nous invite à son bureau nous épargnant la file d'attente. Pendant quelques minutes, Jacqueline ne veut pas avancer et essaye de jouer avec un petit garçon un peu expectatif devant cette personne qui fait le clown. Bien entendu, ma mère ne peut signer la facturette et je dépose le paraphe à sa place, débauche d'énergie, d'organisation pour effectuer un acte qui finalement m'échoie. L'opération terminée, je m'achemine vers la sortie, au moment d'entrouvrir la porte vitrée, je me retourne vers la chef d'agence :

- Je vous la laisse puisque vous avez insisté pour sa présence, vous gérez n'est-ce pas ?

Mon interlocutrice ouvre la bouche cherche de l'air, Jacqueline essaie quelques pas de danse avec le jeune enfant en chantonnant dans sa démence tranquille.

- Ah mais non vous ne pouvez pas !

- Et bien, demandez-lui de partir puisque vous considérez que mes papiers officiels ne sont pas valables, moi je ne peux rien faire.

Dandinement gênés de l'employée. Je rajoute :

- Ah, c'est plus pareil quand on est de l'autre côté du manche j'ai bien envie de ne revenir que ce soir.

Après un petit tour dans le hall à vide, j'effectue une volte-face et récupère Jacky pour aller prendre un jus de fruit tropical au bord de la piscine au grand soulagement des banquiers. Quelques mois auparavant, le cirque avait été similaire pour la dépose d'empreinte du passeport, le scanner ne reconnaissant pas le contour des doigts, refusait obstinément la validation des quatre phalanges terminales de chaque main, le pouce n'étant pas pris en compte. Je me demande comment font-ils avec les manchots ?

A ce côté administratif s'ajoute la dégradation sanitaire, la confusion mentale s'amplifie et la marche se saccade avec les troubles annexes de la Valporine. Les cachets anticancéreux eux, décalcifient le squelette et Jacqueline commence à refuser la nourriture puis les médicaments, ces derniers sont alors noyés dans du miel.

-J'aimerais tant que tu restes avec moi.

-Mais je suis là ! Il est vrai que je cours de droite et de gauche pour les achats et le reste et ne peux passer deux heures pleines mais quand même mit bout à bout les temps sont plus longs dans leurs ensembles que les années dans sa résidence. Et puis comme je commande tout le personnel, je ne peux me laisser aller en « calinothérapie » permanente.

-Ah, il est parti. Dit-elle quand je distribue les ordres d'intendance. Dans ces moments, je suis une autre personne inconnue de son esprit.

Devant sentir les effets secondaires, elle garde les comprimés dans sa bouche et attend un moment d'inattention pour les jeter dans les plantes. Au cours d'une rencontre avec des personnels médicaux de la Réunion proche, je commence à jeter des ponts pour le placement en maison spécialisée que j'augure dans quatre mois.

Surtout qu'en effectuant un inventaire des médicaments, un sachet de la pharmacie se trouve emplit de boîtes de « Dépakine » au lieu de la Dépamide habituellement prescrite. Scories encore une fois de la formidable organisation départementale que nous venons de quitter il y a quelques mois. L'emballage étant similaire je n'avais pu déceler la faute au premier coup d'œil mais je dois me rendre à l'évidence mon stock est maintenant bien maigre. Fondamentalement la Dépakine soigne toute autre chose et ne va pas tarder à défrayer la chronique quant à ses malaises collatéraux.

Comment sortir de cette impasse ? En vain j'effectue le siège des pharmacies puis fais chauffer mon portable, multiplie les contacts dans la cité et déniche enfin l'oiseau rare qui doit prendre son envol pour un pays voisin. Je lui confie alors l'ordonnance et en fin de la semaine je peux récupérer les précieux remèdes.

Fin octobre, un ami venu de France me rend visite. Ancien compagnon de route sur les pistes de ski ou les courses dans les montagnes Corses lorsque j'encadrais. Il m'apporte aussi un appréciable complément de stock médical qui me laisse le temps de voir venir.

Rasséréné et heureux de l'accueillir, je trouve qu'il tombe à point nommé pour mon anniversaire où nous faisons un repas à plusieurs. Jacqueline est installée sur un divan improvisé avec plusieurs gros coussins pour la redresser. Son regard se perd dans les branches de bananiers qui flottent dans l'air telles des palmes.

-Où que je suis bien, dit-elle.

Ne sachant pourquoi une grande table est réunie, elle perçoit l'humeur joyeuse des participants et absorbe l'allégresse générale.

Les jours suivants, un autre ami se joint au premier et nous accomplissons plusieurs sorties dans des paysages toujours revus avec plaisir. Assez éloignés des sites de bobos planchistes tractés en cerf-volant.

De grands filaos bordant des plages vierges balancent leurs aiguilles au gré des brises marines bleutées. Le sable blanc corallien épouse la chaude écume enroulée d'oxygène. Au loin, une baleine souffle son panache avec grâce, puis replonge après quelques instants. Bercés par les vagues en tubes qui viennent s'échouer à nos pieds, nous tentons de l'apercevoir remonter, en vain. Cadeau de la vie, dis-je à mes amis.

Petite parenthèse dans la gestion, néanmoins le quotidien me rattrape vite. La banque française ne veut pas reconnaître le justificatif de domicile qui pourtant émane d'un opérateur télévisuel français ayant une succursale sur place, qui plus est ce document figure dans la liste des factures donnée par ce même établissement financier. Ubuesque. Après une semaine de navette courriels, lettres et fax, la banque finit par valider le changement d'adresse. Toute démarche demande de tirer une charrue inerte, le problème réglé, il ne faut pas se refroidir au cas où je m'endormirai. Ne soyons pas inquiet un autre service va s'en charger bientôt.

La masseuse, femme corpulente de type tahitien, s'annonce pour le massage hebdomadaire de Jacqueline. Cette professionnelle possède de nombreux savoirs médicaux, notamment ceux de la réflexologie qui œuvrent avec efficacité sur les gonflements des membres inférieurs. La stimulation tactile pallie à l'immobilisme contraint des malades. Malheureusement, je m'aperçois en fin de séance que la masseuse détient une rhinopharyngée assez importante. Trop tard, le lendemain, la contamination aura fait son ouvrage et Jacky subit sa deuxième alerte.

Une amie anesthésiste vient lui positionner une perfusion pendant qu'un docteur m'indique qu'il n'y a rien à entreprendre qu'attendre. On masse son corps à l'aide d'huile d'eucalyptus en insistant sous la voute plantaire dont les terminaisons nerveuses vont irriguer tout le système immunitaire. La toux fait son apparition, la fièvre est tombée, les sourires s'esquissent au quatrième jour qui permettent une grande toilette. Malheureusement, l'affaiblissement général est patent, Jacqueline ne retrouvera pas son état sanitaire précédent. L'alimentation devient problématique avec le rejet de l'ensemble des mets. Toutes les recettes culinaires sont tentées en vain, seuls sont tolérés les potages, yaourts à la vanille, fruits mixés et boisson au cola. Cette dernière sert à tout véhiculer, puisque les médicaments y sont dissous, nous rajoutons un filet de citron tant qu'à faire un peu de vitamine C ne fera pas de mal.

Seulement, les ennuis parviennent toujours regroupés à l'inverse de la joie soliste et indépendante. Un délestage d'électricité a duré trente-cinq heures et notre groupe n'est pas assez puissant pour prendre en charge la climatisation, c'est la première fois qu'une panne dure aussi longtemps. Elles sont fréquentes depuis quelques temps et nous arrivons à nous en accommoder mais d'une durée aussi longue cela crée un réel problème. Après quelques jours de recherche, main est mise sur un superbe générateur ultra-puissant et presque silencieux. Nous lui faisons un abri dans le jardin où il peut ronronner en narguant la compagnie d'électricité. Dépitée, cette dernière aussitôt nous fait moins d'infidélité.

*

Entretemps le virement de la pension d'état de Jacqueline n'a pas été crédité sur le compte bancaire. J'avais prévu une certaine lenteur et avait averti le service de Marseille avec les documents adéquats, ce dernier avait transmis le dossier aux bureaux des résidents à l'étranger de Nantes. Effectivement, quelques jours après, je réceptionne un courrier me demandant de remplir un formulaire en m'indiquant qu'il couperait la pension s'il ne recevait rien avant une date limite. Je les trouve comiques, ils ont déjà mis en application la suspension avant l'heure. Et puis, les renseignements qu'ils demandent sont déjà fournis dans mon premier envoi. Je recopie gentiment leurs sollicitations, les jours défilent après le postage, puis les semaines, à la fin du deuxième mois, rien ne vient. J'ai envoyé quatre courriels, une lettre et trois fax. Début décembre, je me rapproche du consulat, la secrétaire me précise :

-C'est sûr, ils veulent une preuve de vie.

-Pourtant cela ne fait pas encore les six mois règlementaires.

-Faites-moi confiance j'ai l'habitude.

-La personne ne peut se déplacer.

-Qu'à cela ne tienne nous allons envoyer un employé.

Chose faite. Evidemment, j'effectue la signature après la tentative hésitante de Jacqueline, l'agent n'a qu'un imprimé et nous voulons éviter un petit lapin à la place de l'émargement. Pris d'une inspiration subite, je tends une feuille vierge.

-Maman, dessine-moi un petit lapin, s'il te plait.

Et en s'appliquant, elle me trace sa signature !

Au retour dans les services des affaires étrangères, la secrétaire m'informe qu'elle a pu obtenir un interlocuteur à Nantes et que tout sera réglé dans vingt-quatre heures. Cela est un peu en contradiction avec les informations de mon paternel qui, lui, a téléphoné de France.

-Oh, mais vous savez entre services, il y a des choses que nous pouvons nous dire, c'est une administration qui parle à une autre administration. M'affirme-t-elle ! Soit !

Elle transmet par la valise diplomatique l'attestation et nous prenons notre mal en patience. Tous les deux jours, je consulte le compte bancaire qui reste imperturbable, pas le moindre frémissement de crédit. Au bout d'une dizaine de jours, je retourne au consulat, la secrétaire me dit avoir fait le nécessaire et que le téléphone leur coûte cher, les pauvres. Encore que ce dernier est accessible, en rapport à Tananarive où il faut appeler trois mois avant pour un rendez-vous et attendre dans la rue que l'on hèle votre nom au micro devant des barbelés, l'ensemble respire la démocratie. De mon côté je tente alors une approche téléphonique avec Nantes qui, jusque-là, s'était avéré infructueuse.

Miracle cela répond.

-Mais je vous explique, Monsieur, comme il y eu transfert de dossier, il nous faut le relevé bancaire. Dit-elle d'un ton que l'on prend pour gronder les enfants.

-Mais je vous l'ai envoyé, par courriel, fax, courrier, plus valise diplomatique.

-Ah mais notre adresse courriel a changé je vous en donne un autre. Toujours coupante.

Au milieu de la conversation, la communication s'interrompt. Je rappelle.

-Pourquoi envoyez-vous vos courriers avec une adresse courriel obsolète ?

-Ah Monsieur ne commencez pas. Hautaine.

-Commencez pas quoi ??? Pourquoi avez-vous coupé la pension ? Les services de Marseille sont de la même administration que la vôtre et détiennent le relevé bancaire puisqu'elle est créditée depuis vingt années dessus. Vous avez sûrement les moyens de les contacter. Surtout qu'il y en a de modernes maintenant.

-Si vous criez, je raccroche.

-Si je preennddss l'avion vous allez voir si vous allez raccrocher. Pourquoi avez-vous suuspeennduu la pension ?

Un blanc en guise de réponse du parasite rapporté dont les portugaises sont emplies de sable désertique. Génétiquement hâbleuse, fainéante, malhabile, quota administratif imposé au cerveau détérioré par plusieurs générations nourries de lait caillé avarié. Elle finit par répondre, veule et obstinée.

- Si vous ne m'envoyez pas le relevé, nous n'effectuerons pas le paiement.

La communication se clôt mon forfait étant épuisé. Jacqueline alerté par le ton de ma voix au téléphone dans un éclair de lucidité me demande pourquoi elle n'est pas payée.

-Mais qu'est ce qu'ils me veulent, à moi.

Je suis sidéré par sa compréhension du problème. Je la rassure et puis, elle retrouve son état d'absence des réalités.

Pour l'employée qui s'obstine dans sa protection illusoire que lui confère son administration, sûre d'être au-dessus de la loi. Elle va voir. Pensez une personne de quatre-vingt ans à dix mille kilomètres, l'on va pouvoir faire de la cavalerie, ce n'est pas un jeune préretraité habitant à proximité qui, véhément, pourrait venir troubler sa quiétude.

Je rajoute donc un courriel à la nouvelle adresse et dépose plainte auprès du procureur de la république par fax, contacte le député des français de l'étranger puis trois journaux histoire que les dossiers ne dorment pas les uns chez les autres. Quand la demande d'explication lui arrivera transmis par la voie hiérarchique, ça lui activera les neurones.

*

La chaleur est installée, pourvu que cette année la saison des pluies ne tarde pas car si elle est décalée, cela sera insupportable. Je ne me vois pas laisser Jacqueline toute la journée dans la même chambre.

C'est un phénomène, elle ne veut presque rien boire et recrache si on lui impose un aliment, je ne sais où elle prend le nécessaire à la subsistance peut-être dans l'air. Je la sens sur un fil il ne faudrait pas une autre infection car cette fois ci elle n'aura pas l'énergie pour s'en remettre.

Depuis deux mois, j'ai embauché l'infirmier de Tana qui nous avait dépannés lors de notre arrivée. Il remplace avantageusement la personne du dimanche et des jours fériés. Disponible souriant, il s'entend à merveille avec Jacky. Patiemment, il arrive à la nourrir à minima mais il faut la journée tant la déglutition est lente. La combinaison du cancer et du blocage Alzheimer fait son œuvre, s'entraidant dans leur entreprise destructrice. Cas typique de cette maladie qui atteint la mémoire, la présence d'aliment dans la bouche devient incongrue pour le cerveau qui se demande ce que ces objets font dans le corps et actionne alors les mécanismes du rejet.

L'infirmier a accepté la proposition depuis le début du mois de venir tout les deux jours en contrepartie d'une augmentation, il secondera une autre infirmière chétive et peu autonome. L'ensemble tient la route, j'aime bien le sourire de ce garde malade quand j'arrive et qu'il m'annonce.

-Elle a mangé et fini tout le jus de fruit.

Les joies sont parfois simples. Allez nous allons mettre les médicaments dans le yaourt, c'est la fête.

Je me dis que si je rajoutais une infirmière plus jeune en doublure peut-être Jacqueline apprécierait le nouveau visage. Une stagiaire se propose mais l'essai n'est pas concluant. C'est bien la personnalité de l'infirmier qui lui sied.

Nous attendons la pluie et le virement bancaire, les choses finiront bien par arriver. Pour ce dernier, si rien ne se produit, je m'envolerai en Janvier pour Nantes sans rien dire à personne et je ne ferai pas le voyage pour rien. Comme disais Albert l'enfant de la méditerranée « *entre la justice et ma mère je choisis ma mère* ».

Noël approche, la compagne de Bernard, un ami, me contacte ce dernier est à l'hôpital dans un état grave, il a perdu connaissance en mangeant. Il est quatorze heures, je lui dis que je prends mon repas et viendrai aux alentours de quinze heures. Ce que je fais, déambulant dans les locaux neufs, je croise plusieurs connaissances mais cette année point de médecin français venu faire des cours. J'aperçois les jambes de mon ami en réanimation sur ma gauche et un docteur qui m'invite dans son bureau à ma droite. Apparaît la compagne de Bernard : son visage est tourmenté, elle se glisse dans le bureau pendant que le médecin me pose quelques questions. Interrompu par l'entrée d'un interne qui annonce le décès de mon ami. C'est bref violent, je l'avais invité une semaine avant à déjeuner à la maison et là une crise cardiaque, c'est la fin en deux heures.

Après coup, sa compagne malgache est vraiment dubitative sur les soins apportés. Les internes trainaient des pieds pour trouver l'oxygène, les perfusions, la glace ; il a fallu sortir beaucoup de pots de vins pour activer l'ensemble. Les médecins sont pour la plupart de jeunes stagiaires et le blanc est avant tout un client avec fort potentiel. Moi qui pensais ce nouvel hôpital salutaire et qui avait influencé ma décision lors de notre expatriation, je dois revoir mon approche.

*

Nous avons convenu de faire le réveillon chez un ami dans un superbe appartement terrasse surplombant la baie majestueuse avec le rocher en forme de pain de sucre en son sein. La bonne humeur de l'ensemble m'enlève la pression quotidienne ce qui est le cas de beaucoup de personnes. Sur la fin des agapes à mon retour, miracle il pleut. Ce n'est pas violent mais suffisant pour casser la chaleur et l'oppression de l'air.

Le matin, on dirait que Jacky va mieux que d'habitude serait-ce un nouveau départ, l'effet de la pluie intermittente, l'infirmier préféré. Je sens l'oppression de ce mois me quittait. M'adressant à l'infirmier.

-Tu vois elle a l'air en forme, je vais commander un taxi et vous irez prendre un jus de fruit au bord de la piscine de l'hôtel central.

-Ah oui !

Il se prépare enthousiaste, le lieu est fort agréable, au milieu d'un jardin tropical un bassin aux formes complexes rafraîchit les baigneurs. La dépose est rodée, le chauffeur régulier les mène sur le parking attenant et de plain-pied. Une petite coursive les propulse sous un grand toit de lataniers tressés où le naturel brassage de l'air agrémente l'atmosphère. Un personnel en tenue blanche affable, souriant qui reconnait Jacqueline lui porte un jus de corossol. Ce frais jus sucré de couleur laiteuse l'enchante et elle s'ébahit des enfants s'éclaboussant de leurs rires mêlés d'eau. Sans plus comprendre le pourquoi des choses, elle agît par mimétisme si les gens autour d'elles sont joyeux alors elle l'est aussi. Bien qu'au retour, elle ne se rappelle plus avoir mis les pieds dans ce complexe hôtelier.

-Ca va maman, cela c'est bien passé, tu étais où ?

-Pfeu toi alors tu poses toujours des questions hein. Je ne sais pas : j'ai oublié.

Le sur lendemain c'est dimanche et l'infirmier est de retour, au réveil soucieux il me dit.

-Elle a mal à la gorge.

-Zut le ventilateur, d'habitude je vérifie toujours qu'il soit orienté contre le mur mais vu que tout le monde est rodé et ne commet pas l'erreur étant rentré tard je n'ai pas voulu la réveiller avec le bruit du loquet de la porte. Il était comment ce matin.

-En plein sur elle.

-Bon allez collutoire. Maman ouvre la bouche.

Evidemment refus, maladie de contradiction, certains jours lors du brossage des dents quand nous disions de ne pas avaler le dentifrice elle le faisait mais recracher la soupe. Finalement après moult prêches, la bouche s'entrouvre et la pulvérisation du liquide suit. Pour que l'action soit efficace il faut s'arrêter de respirer quelques instants en laissant agir la solution mais cela relève de la gageure. Il sera impossible de recommencer l'opération, son être fonctionne uniquement selon ses sensations si c'est bon cela me fait du bien si j'ai une gêne c'est mauvais pour ma santé. Le soir l'infirmier me dit qu'elle va mieux. Difficile interprétation de part l'absence de dialogue. Le lundi est chaotique son état n'est pas flamme, j'apprends qu'il y a une épidémie de grippe, ce qui parait invraisemblable en période chaude. Je passe deux heures à la banque pour retirer de l'argent avec ma carte, entre deux fêtes les établissements raccourcissent leurs horaires en ouvrant uniquement le matin et les clients se pressent. Il faut jouer serré avec les plafonds de retrait, prévoir de payer le personnel, garder de l'argent en vu d'une hospitalisation. Le virement de la pension lui n'est toujours pas versé donc il faut aussi prévoir le mois qui suit.

Promis, cette année les comptes seront à l'équilibre mais au premier Janvier je lâche les chevaux de la dépense, lassé que je suis de cet accompagnement médical de comptable.

Le mardi Jacqueline promène un peu contre son gré dans le jardin au bras de l'infirmier major retraité officiant comme docteur ces dernières années d'activité. Les autres épisodes maladifs avaient donnés lieu à des escarres donc une petite aération peut les prévenir. Son teint est blême et son discours incohérent, elle m'interpelle en me disant :

- Monsieur, aidez-moi.

-D'accord, je vais t'aider à rentrer.

Un peu de liquide, du paracétamol, la nuit est normale ; le lendemain la fièvre s'installe avec l'encombrement bronchique, les docteurs ne répondent pas au téléphone, beaucoup sont en congés. Je me souviens que la cuisinière avait un problème pulmonaire et je lui avais accordé quelques jours de repos à la suite desquels elle avait permuté avec la femme de ménage. A-t-elle mal soigné sa maladie ? J'ai un produit spécifique pour inhalateur, que j'avais déjà utilisé en France en vaporisant toute sa chambre lorsqu'elle avait eu ce même mal, je vais tenter de lui prodiguer.

-Tiens, Maman, respire ça à fond.

Un grognement de refus et malgré le positionnement du flacon sous ses narines elle repousse l'ensemble et tourne la tête en tout sens. A la maison de retraite une infirmière avait déjà eu beaucoup de difficultés à lui faire accepter et avait même esquivé une tentative de gifle. Il faut envisager autre chose.

Je contacte l'amie anesthésiste qui n'est pas dans sa clinique mais en déplacement peut-être sera-t-elle là ce soir. Ennuyeux dans cette clinique un autre ami est décédé car il avait arraché ses perfusions dans la nuit et aucun personnel ne s'en était aperçu. Je préfèrerai qu'une personne de confiance supervise l'entrée et expliquer que je mets des infirmières à disposition.

L'on applique une perfusion difficilement. Ses veines affaiblies ne supportent plus les aiguilles et se désagrègent, une pour nourrisson fait l'affaire, vitamine, glucose, paracétamol se diffuse mais trop lentement à mon avis. La main de Jacqueline est bandée plusieurs fois car elle aussi avait retiré ses tubulures. Elle reste allongé avec toujours ce souffle pulmonaire roque, l'infirmière se tord les mains d'inquiétude. La nuit est plus agitée l'infirmière a veillé jusqu'à minuit, nous nous rendons compte que le tuyau s'est plié sous le pansement ralentissant le débit. Nous rajoutons une bouteille à débit maximum puis débranchons jusqu'à cinq heures pour éviter l'accident.

A quatre heures, l'infirmière m'avait fait appeler mais je n'ai pas entendu son appel je venais de m'endormir vaincu par la fatigue. Je suis debout assez tôt, l'infirmière du Jeudi est arrivé en compagnie du jeune infirmier, la perfusion est remise la fièvre a baissé. Les docteurs sont toujours sur messagerie. Je cours consulter les comptes pas de virement créditeur ; oublions la banque, elle ferme dans une heure et la file d'attente se prolonge à l'extérieur. L'amie anesthésiste est arrivée je vais faire rentrer Jacqueline à la clinique, si l'argent n'est pas suffisant je leur porterai après le premier du mois car ils ne sont pas équipés de terminal de paiement électronique. Puis je dois profiter du léger mieux de la malade car hier le transport aurait été délicat. Mais je ne suis pas optimiste pour la suite.

Cependant, je suis coincé par un violent orage qui stoppe toute circulation et dois patienter une bonne heure. A midi, lorsque je parviens trempé à la maison, le gardien me demande l'après-midi de congés pour le réveillon. Ce n'est pas le moment. Je lui indique mon programme et je ne peux lui accorder. Il comprend l'air grave.

Dans la chambre, l'infirmier me dit, soulagé :

-Elle va mieux, elle respire moins fort, elle est calme la fièvre a pratiquement disparue.

J'avale mon déjeuner en prévoyant l'entrée pour quinze heures. Mais je ressens des sensations inhabituelles, généralement, je donne la liste des provisions alimentaires à la cuisinière pour le lendemain sitôt le dessert pris. Je change mon habitude et me dirige vers le studio de ma mère.

L'infirmière s'est absenté quelques minutes, Jacqueline est couchée sur le côté sans bruit, je la touche, c'est fini, elle est partie, l'enfant résistante, petite luciole sur la falaise obscure de la mort. Nous arrivons seul au monde et partons tout seul. Qu'a-t-elle pensé ces derniers jours, ces dernières heures, je m'étais juré de lui tenir la main au passage de l'éternité.

J'appelle le gardien pour qu'il aille me chercher le brave docteur Charles qui est à la retraite car à moitié aveugle, il aurait été en difficulté pour le diagnostic mais pour un acte de décès, il devrait pouvoir, cela ne peut plus avoir de conséquences malencontreuses maintenant.

Il est une heure trente de l'après-midi un trente et un décembre, à cet instant pareil au film dramatique des éclairs apocalyptiques zèbrent le ciel de pourpre orange et un déluge s'abat, les rues se transforment en rivières, malgré mon habitude, jamais je n'ai vu de pluies tropicales aussi violentes en un temps aussi court. Peut-être la nature se trouve contrarié par une mort que j'estime prématurée.

Même si l'échéance aurait été d'un mois supplémentaire tant l'affaiblissement de ma mère était patent, je songe que chaque jour de vie gagné est une victoire.

Aussi que les zélateurs de l'euthanasie se l'applique à eux-mêmes en allant se suicider immédiatement, ils nous feront le plus grand des bonheurs.

Parce que le plus important dans la vie, c'est la vie.

EPILOGUE

Film d'horreur et cauchemar, ce jour funeste j'ai pu débaucher deux thanatopracteurs et les ai assistés dans leurs préparations post-mortem, grâce soit rendue à l'infirmière s'étant beaucoup impliquée ce jour-là.

Le consul m'a ouvert ses services avec bienveillance pour le dépôt du corps dans le congélateur prévu à cet effet.

Le règlement de la pension est arrivé deux heures après la mort de Jacqueline.

Le remboursement de la compagnie aérienne est toujours bloqué dans la Banque du défunt sept mois après.

Pas de pompes funèbres, on achète son bois et c'est un menuisier qui s'occupe de la confection du cercueil. Lors de la levée du corps, il a été pris de malaise, je devrais le seconder pour la fermeture du couvercle.

Un ami a été à mes côtés le dernier jour et celui de l'enterrement, me prêtant son véhicule pick-up pour les deux transports du corps. Je n'oublierai jamais.

Sur les quatre infirmiers, le jour de l'enterrement, trois étaient absents. Tous avaient un prétexte, bizarrement les jours de paie, ils n'en avaient pas.

Le docteur Pierre F, m'a dit en matière de médecine, nous n'avons pas le droit de nous tromper, nous ne jouons pas.

Pierre F reconnu par ses pairs, forme régulièrement des élèves en fin d'études, ils viennent de toute l'europe.

Son ancien docteur de Cassis, autre bête de diagnostic, m'a conforté dans le fait qu'à cet âge et dans sa condition, une maladie broncho-pneumopathique est classique.

Fatigué, je n'ai pas eu le réflexe, ni l'esprit de mettre la solution inhalatrice dans un vaporisateur et rentrer ma mère dans un habitacle de voiture, endroit clos par excellence, pour qu'elle respire le produit malgré elle.

Ayez trois enfants ou n'en ayez pas ; seul, c'est trop rude pour certaines situations.

Je n'ai pas fait le maximum mais j'ai fait mon maximum.

Je ne crois pas au destin mais en la médecine, sinon l'oncle Jean serait mort d'une dysenterie, son docteur à son chevet lui dit *: il y a un certain Flem..., Flemming c'est ça qui a inventé un truc nouveau, nous allons essayer*. La pénicilline le sauva et il gagna cinquante années de vie.

Aimer les vivants parce qu'après … c'est trop tard.

Le député m'a répondu aux alentours du dix janvier soit un mois après, qu'il contactait les services des impôts pour sa pension. Ignorant du fait que c'est le Trésor Public que cela concerne. Je lui ai répondu avec une formule d'impolitesse en fin de lettre. *Veuillez agréer, Monsieur le député, mon plus profond mépris.*

L'affaire juridique quant à elle suivra son court.

La pression retombé le lendemain quand tout le monde avait quitté la maison je me suis promis d'écrire ce livre.

Systématiquement, des voleurs dérobaient les fleurs sur la tombe de Jacqueline alors j'ai peint une rose géante.

Je ne crois pas en l'au-delà, mais j'espère que pour elle, il existe.

*

*

www.ingramcontent.com/pod-product-compliance
Lightning Source LLC
LaVergne TN
LVHW041027150826
845672LV00001B/237

9782957074204